KB141071

삐뽀삐뽀 119 치과

초판 1쇄 — 2018년 9월 10일
초판 3쇄 — 2022년 7월 10일

지은이 — 옥용주, 송유정, 최은정, 백수민
일러스트 — 이재형
표지디자인 — 박효신

펴낸이 / 하정훈
펴낸곳 / (주)유니책방·신고번호 제25100-2016-000021호
주소 / 서울시 동작구 사당로 230-1, 3층
전화 / 02-587-8277 팩스 / 02-587-8278 E-mail / yoonibook@naver.com

어렸을 때부터 세심하게 관리해야 할 치아에 대해 쓴 친절한 치과 안내서

삐뽀삐뽀119
치과

지은이

옥용주

송유정 최은정 백수민

일러스트

이재형

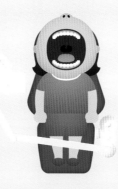

유니책방

"여섯 살 치아 백 살 갑니다"

"세 살 버릇 여든 간다"라는 속담이 있습니다. 한번 굳어진 습관은 그만큼 고치기 어렵고, 한 사람의 일생 동안 지속적으로 영향을 끼치니 처음 습관을 잘 들여야 한다는 뜻일 겁니다. 예를 들어, 늦게 일어나는 것이 습관이 된 아이들은 시험기간 등 짧은 기간에는 애써서 아침 일찍 일어날 수 있겠지만 조금 지나면 다시 원래의 습관대로 늦게 일어나기 마련입니다. 그래서 우리 선조들은 속담까지 만들어서 올바른 습관의 중요성을 강조하고 싶었을 것입니다.

마찬가지로 치과의사로서 제가 수많은 아이들과 어른들의 치아와 얼굴을 대할 때마다 떠오르는 생각은 "여섯 살 치아 백 살 간다"입니다. 여섯 살은 어른 어금니가 처음으로 올라오는 시기입니다. 이 어금니는 평생 다시는 나지 않으며, 음식물을 씹을 때 제일 중요한 역할을 담당합니다. 여섯 살 무렵에 올라오는 이 어른 어금니의 위치와 높이, 좌우 어금니 사이의 폭과 기울기 등은 한 번 자리를 잡으면 잘 변하지 않고 평생 동안 유지되는 경우가 많습니다.

이 어금니는 주변 다른 치아가 날 자리를 확보해줄 뿐만 아니라 혀나 기도 공간 등 입안 환경에 지대한 영향을 끼치고, 나아가서 입술이나 얼굴의 형태에도 큰 영향을 미칩니다. 일단 어금니가 올바르지 않은 상태로 자리를 잡게 되면 치아가 삐뚤빼뚤 나게 되는 것은 물론이고, 이를 갈거나 코골이가 생기기도 하고 얼굴이 길어져서 입이 잘 안 다물어지거나 무턱이나 주걱턱같이 안모가 변하기도 합니다. 마치 나비효과처럼 한번 자리 잡은 어금니의 삼차원적인 위치가 후속되는 얼굴의 변화까지도 초래할 수 있다는 말입니다.

"나중에 어른 치아가 모두 나는 중학생쯤 되어서 치아교정치료 하면 되지 않을까요?"라고 물어보실지 모르지만, 이것은 치아만을 단편적으로 고려한 아이디어입니다. 중학생 시기에는 이미 치아를 포함한 입안 환경이나 얼굴 성장이 어느 정도 끝난 시기이기 때문에 대부분의 치아교정치료는 치아를 가지런하게 만드는 데만 초점을 맞추기 쉽습니다. 그래서 여섯 살에서 열 살 사이의 이른 시기에 좋은 구강 습관(입술 다물기, 코로 숨쉬기, 올바르게 삼키기)을 통해서 어금니가 정상적으로 나올 수 있는 환경을 만들어주고, 치열 등의 상황이 심각한 경우에는 경험이 풍부한 치과의사가 일차교정(골격교정)으로 개입하는 것이 아주 중요합니다. 이렇게 하게 되면 나중에 발치 교정이나 양악수술 등을 하는 빈도를 최대한 줄일 수 있을 뿐만 아니라, 더욱 아름답고 건강하면서도 자신감 넘치는 사람으로 성장하도록 도와줄 수 있습니다.

덧붙여서 어린이 시기에 치과에 대해서 가지는 첫 인상은 평생 한 사람이 치과를 방문하는 동안 뇌리에 두고두고 남게 되기 때문에 치과가 무섭고 공포스러운 장소가 되지 않도록 부모와 의료진 모두는 세심하게 신경 써주어야 합니다. 또한, 양치질이나 치간칫솔 사용 등이 생활의 일부가 되도록 좋은 구강 관리 습관을 키워준다면 아이의 인생에는 더할 나위 없이 좋은 큰 선물이 될 것입니다.

불은 일단 나면 커지기 전에 신속히 꺼야 하지만, 더 올바른 선택은 불이 나지 않도록 미리 예방하는 것입니다. 병을 불에 비유하자면 현명한 부모와 의료진은 큰불이 나고 나서야 불을 끄기 위해서 엄청난 노력을 기울이는 대신, 미리미리 불이 나지 않도록 조기 교육과 예방 시스템 구축에 힘써야 합니다.

관심과 애정을 가지고 주변을 둘러보면 비로소 알게 됩니다. 아름다운 치열과 깨끗한 치아가 얼굴과 조화를 이루고 있는 사람들은 성격도 밝고 전신적으로도 건강한 경우가 아주 아주 많습니다. "몸이 천 냥이면 눈이 구백 냥"이라는 속담이 있지만 저는 치아 전문가로서 감히 여러분에게 이렇게 말씀드리면서 글을 마무리하고자 합니다.

"몸이 천 냥이면 치아가 구백 냥"입니다.

2018년 8월 더운 어느 날
미래의 어른들을 위한 마음을 동심에 담아서

CONTENTS

제1부

0세부터 시작하는
우리 아이 치아 관리

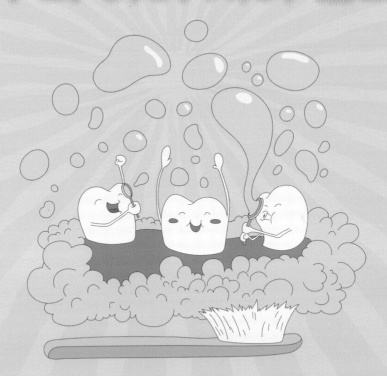

1. 연령별 구강 관리 체크리스트

연령	특징	☑ 점검 항목	구강 관리 시 행동조절
0~6 개월	**치아가 나오지 않은 시기** 뼛속에 치아가 자리하므로 잇몸이 도톰한 상태입니다.	☐ 수유 후에는 젖은 거즈로 입안에 남은 우유를 닦아주세요. ☐ 손가락 칫솔로 잇몸을 마사지해주세요.	
6~7 개월	**아래 앞니 2개가 나오는 시기 (총 2개)** - 치아가 나오려고 잇몸이 간지러워 밤에 자지러지게 울거나 짜증을 냅니다. - 잇몸이 간지러워서 무엇이든 입으로 가져가 빨거나 씹습니다.	☐ 치아가 나오는 순간부터 칫솔로 이를 닦아주세요. (손가락 칫솔 → 칫솔로 닦아주기) ☐ 불소가 함유된 치약을 사용하세요. ☐ 잇몸을 간지러워할 때는 젖은 거즈로 잇몸을 닦아주세요.	
8~9 개월	**위쪽 앞니 2개가 나오는 시기 (총 4개 정도)** - 여전히 잇몸이 간지러워 울거나 짜증을 내고, 무엇이든 입으로 가져갑니다. - 침을 많이 흘립니다.	☐ 치아는 칫솔로 닦아주세요. ☐ 치아 발육기를 사용하세요. (잇몸 마사지 효과와 통증 완화 목적) ☐ 불소가 함유된 치약을 사용하세요. ☐ 이유식 후에 물을 먹여 입안을 헹궈주세요. ☐ 아이를 엄마 무릎에 눕혀 칫솔질이 기분 좋은 것임을 느끼게 해주세요.	
10~12 개월	**위쪽 앞니 옆 치아 2개가 나오는 시기 (총 6개 정도)** - 어른과 같이 식사를 하고 당분을 섭취하기 시작하므로 충치가 생길 수 있습니다.	☐ 불소가 함유된 치약으로 하루 2번 칫솔질해주세요. ☐ 엄마가 이를 닦아주세요. ☐ 매일 같은 시간에 칫솔질을 하여 습관이 되게 해주세요. ☐ 돌 무렵부터 치과 정기검진을 시작하세요. ☐ 치과에서 불소도포를 시작하세요.	
14~16 개월	**위아래 어금니가 양쪽에 나오는 시기(총 12개 정도)** - 아래쪽 치아의 홈에 음식물이 남아 있어 충치가 잘 생깁니다.	☐ 불소가 함유된 치약으로 하루 2번 매일 같은 시간에 칫솔질하여 습관이 되게 해주세요. ☐ 아이가 칫솔을 잡고 스스로 닦게 해주세요. ☐ 마무리 칫솔질은 반드시 엄마가 해주세요. ☐ 치과 정기검진은 3개월 단위로 하세요. ☐ 불소도포를 계속해주세요.	• 칫솔질을 싫어하는 아이에게는 동화나 다른 매체를 활용해보세요. • 낯선 치과기구를 만져보면서 무섭지 않음을 인식하도록 도와주세요.

16~20 개월	위아래 송곳니가 양쪽에 나는 시기 (총 16개 정도) - 송곳니로 음식을 찢어 먹게 되어 더욱 다양한 음식을 먹을 수 있습니다.	☐ 불소가 함유된 치약으로 하루 2번 칫솔질해주세요. ☐ 매일 같은 시간에 칫솔질하여 습관으로 굳어지게 해주세요. ☐ 치아가 많아졌으므로 이를 닦는 시간을 늘려주세요. ☐ 충치가 생길 수 있으므로 더 꼼꼼히 닦게 해주세요. ☐ 아이가 스스로 닦을 수 있게 도와주시고, 마무리 칫솔질은 반드시 엄마가 해주세요. ☐ 국가 영유아 구강검진을 받으세요. 18개월부터 건강보험공단에서 영유아 구강검진을 실시합니다. ☐ 불소도포를 계속해주세요.	
20~30 개월	위아래 제일 안쪽 어금니가 나오는 시기(총 20개) - 유치열이 완성됩니다. - 충치가 잘 생깁니다.	☐ 불소가 함유된 치약으로 하루 2번 칫솔질해주세요. ☐ 매일 같은 시간에 칫솔질하는 습관을 들여주세요. ☐ 이를 닦는 시간을 늘리고 더 꼼꼼히 닦게 해주세요. ☐ 아이가 스스로 닦을 수 있게 도와주시고, 마무리 칫솔질은 반드시 보호자가 해주세요. ☐ 어금니가 붙어서 난 경우 반드시 치실을 사용해주세요. ☐ 정기적으로 구강검진을 받으세요. ☐ 불소도포를 계속해주세요.	• 칫솔질을 싫어하는 아이에게는 동화를 읽어주거나 좋아하는 캐릭터를 활용해보세요. • 이제 아이와 대화하고 설득하는 것이 가능합니다. 아이가 이야기하는 것을 좋아합니다. • 낯선 것에 대한 공포가 있습니다.
만 6세	아래부터 위 순서로 앞니 유치가 빠지는 시기, 첫 번째 큰 어금니인 영구치가 처음 나오는 시기 - 영구치가 나오면서 잇몸이 아프거나 부을 수 있으므로 부모의 관심이 필요합니다.	☐ 불소가 함유된 치약으로 하루 2번 칫솔질하세요. ☐ 3개월 단위로 구강검진을 받으세요. ☐ 실란트와 불소도포를 해주세요.	• 엄마와 떨어져 있어도 무서워하지 않고 혼자서도 치과치료를 받을 수 있습니다.
만 7~12 세	유치에서 영구치로 교환하는 시기 - 유치의 뿌리를 흡수하며 영구치가 나오는 시기	☐ 불소가 함유된 치약으로 하루 2번 이상 칫솔질하세요. ☐ 치실 사용을 습관화하세요. ☐ 정기적으로 구강검진을 받으세요. ☐ 영구치가 나오는 시기에 불소도포를 해주세요.	• 치과의사와 관계가 잘 형성되면 치료 태도가 좋습니다. • 때로는 많이 긴장하여 거칠게 반항하기도 합니다.
만 13세 이후	두 번째 큰 어금니인 영구치가 나오면서 영구치열이 완성되는 시기	☐ 불소가 함유된 치약으로 하루 2번 이상 칫솔질하세요. ☐ 치실 사용을 습관화하세요. ☐ 부정교합이라면 교정치료에 대해 상담을 받아보세요. ☐ 정기적으로 구강검진을 받으세요. ☐ 실란트와 불소도포를 해주세요.	• 용모에 관심이 많고 심미적인 것이 중요해집니다. 그래서 치아교정이나 미백 등에 관심이 생깁니다. • 치료할 때 아이와 충분히 상의한 후 하는 것이 좋습니다.

2. 임신 중 엄마의 구강 관리

치아나 잇몸이 아프면 무척 고통스럽습니다. 임신 중이라고 예외가 아닙니다. "출산의 고통보다 치통을 참기가 더 힘들다"고 말하는 엄마들이 있을 정도입니다. 그런데 임신 중에 치과치료를 받을 수 없다면 어떨까요? 임신 중에도 많은 엄마들이 치과에 찾아와 "이를 빼달라", "신경치료를 해달라"면서 한숨도 못 잔 얼굴로 통증을 호소합니다.

임신 중에는 구강 관리를 어떻게 해야 하나요?

ⓞ 미리 치과 진료를 받아두세요

임신 중 치과치료는 중기인 14주~28주에 한해서 가능합니다. 가장 좋은 방법은 적어도 임신 3개월 전에 치과 진료를 받아두는 것입니다. 스케일링으로 치아에 붙어 있는 프라그나 치석을 제거해 잇몸을 건강하게 하고, 미리 충치를 치료해 임신 중에 발생할 통증을 예방합니다. 최근에는 산부인과 의사와 치과의사가 협진하여 치과치료의 시기와 방법을 결정하는 경우가 많습니다. 통증이 있다면 혼자 고민하거나 주변 사람들에게 묻지 마시고 먼저 산부인과 의사와 상의하세요.

임신을 계획하고 있다면?

적어도 3개월 전에는 치과치료를 받으세요! (스케일링, 충치 치료, 사랑니 발치 등)

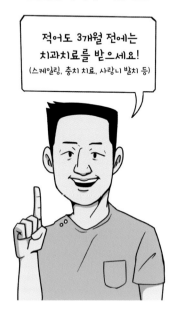

ⓞ 임신성 치은염 등 구강질환을 조심하세요

임신 중에는 여성 호르몬이 증가합니다. 여성 호르몬이 증가하면 치아를 둘러싸고 있는 잇몸 안쪽의 세균들도 많아집니다. 그래서 잇몸에 염증이 생겨 피가 나고 붓기도 합니다. 물론 이런 증상이 모든 임신부에게 나타나는 것은 아닙니다. 하지만 치아에

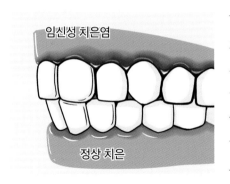

임신성 치은염

정상 치은

달라붙어 있는 프라그라는 세균이 칫솔질로 잘 제거되지 않으면 상태가 심각해집니다. 잇몸 조직이 검붉게 증식되고 쉽게 피가 나는데 이러한 증상을 '임신성 치은염'이라고 합니다. 임신성 치은염은 여성 호르몬이 증가하면서 혈관이 확장되고 칫솔질 횟수가 부족하면 생깁니다. 임신 중에는 간식을 자주 섭취하기 마련인데, 피곤하고 귀찮다는 이유로 칫솔질을 소홀히 하는 경우가 많기 때문입니다. 특히 입덧을 하는 임신 초기에는 위산이 역류하면서 치아가 부식되는 등 구강질환이 자주 발생합니다.

임신 중 치아가 흔들리는 이유는 무엇인가요?

임신성 치은염으로 잇몸이 부어서 치아가 들뜨기 때문입니다. 이런 증상은 출산 후 정상으로 돌아오므로 크게 걱정하지 않으셔도 됩니다. 임신을 하면 태아에게 필요한 칼슘이 엄마의 뼈와 치아에서 빠져나간다고 알고 있는 경우가 많습니다. 실제로 그래서 치아가 흔들린다고 호소하는 엄마들이 있습니다. 하지만 치아를 형성하는 칼슘은 안정된 상태로 존재하기 때문에 태아에게 옮겨지지 않습니다. 또 많은 임신부들이 단단한 음식을 먹어도 되는지 궁금해하는데, 임신 중에 날음식을 제외하고는 특별히 조심해야 할 음식은 없으니 안심하고 먹고 싶은 대로 마음껏 드십시오.

임신 중에 치과치료를 받아도 되나요?

📍 임신 중기에 가능합니다

임신을 초기, 중기, 말기로 나눌 때 중기에 해당하는 14주~28주에 치과

치료를 받을 수 있습니다. 초기에는 조기 유산의 위험이 있고, 말기에는 불편한 자세로 진료 의자에 오래 앉아 있을 때 받는 스트레스가 임신부와 태아에게 좋지 않은 영향을 줄 수 있으므로 피하는 것이 좋습니다. 잇몸 건강을 위한 스케일링도 중기에 할 수 있습니다. 스케일링 자체는 임신부나 태아에게 큰 영향을 미치지 않습니다. 그래도 임신부가 처한 상황이 각각 다르므로 스케일링이나 치과치료를 하고 싶다면 산부인과 의사의 소견서를 받은 후 치과를 찾는 것이 좋습니다.

⚲ 안전한 마취제와 약을 사용합니다

임신부들이 가장 걱정하는 것이 치과용 마취제와 치과에서 처방하는 약입니다. 치과에서 사용하는 마취제는 미국 식품의약국(FDA)에서 인정받은, 임신부와 태아에게 안전한 약제입니다. 무엇보다 가장 좋은 방법은 치과의사와 치과위생사에게 임신 사실을 알리는 것입니다. 그러면 임신부와 태아에게 안전한 약을 처방합니다. 방사선 촬영은 꼭 필요한 경우가 아니면 하지 않습니다. 치아나 잇몸이 아프다면 혼자 걱정하지 말고 산부인과 의사나 치과의사와 상의하시기 바랍니다.

⚲ 더 싸게 치료받을 수 있습니다

임신부는 2017년 1월부터 일반 치과의원을 기준으로 총 진료비의 10%로 진료받을 수 있습니다. 임신 중에는 더 저렴한 비용으로 치과 진료가 가능하므로 필요한 진료는 꼭 받으시기 바랍니다.

잠깐! 의학상식

**방사선 촬영 시
납 방어복을 착용하세요**

납 방어복을 착용하고 방사선 촬영을 할 경우 자연에서 받는 방사선량의 1/700 정도 수준으로 감소되어 노출됩니다. 성장기 어린이와 임신부는 반드시 납 방어복을 착용한 후 방사선 촬영을 해야 합니다.

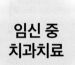

임신 중
치과치료

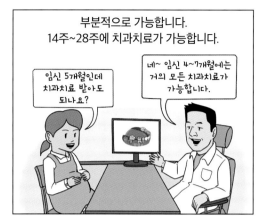

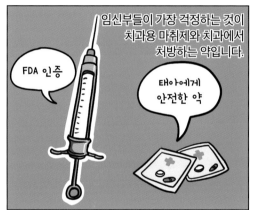

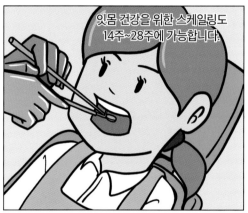

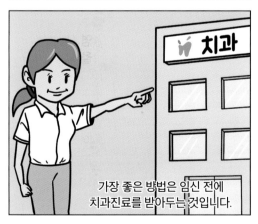

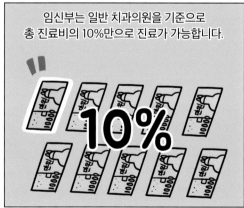

3. 모유 수유와 아기의 구강

갓 태어나 눈도 못 뜨는 신생아가 신기하게도 냄새만으로 엄마 젖을 찾아 먹으려 할 때 생명의 신비를 느낍니다. 모유, 특히 초유를 먹고 자란 아이는 그렇지 않은 아이에 비해 건강하고 머리가 좋다고 합니다. 비만이 되거나 피부병에 걸릴 확률이 적다는 연구 결과도 있습니다. 이뿐만이 아닙니다. 모유를 먹는 행위 자체가 아기의 구강 발육에 도움이 됩니다. 아기가 엄마 젖을 먹을 때는 저절로 볼이 빵빵해집니다. 이로 인해 입천장이 넓어지고 치아가 자리 잡을 공간이 생깁니다. 또 혀를 자연스럽게 입천장에 붙이는 습관으로 이어집니다. 혀를 입천장에 붙이지 못하면, 치아의 맞물림이 틀어지는 부정교합이 생기거나 아래턱이 나올 수 있습니다. 게다가 모유를 꿀꺽꿀꺽 삼키는 과정을 통해 이유식도 자연스럽게 먹을 수 있게 됩니다.

모유를 먹이면 아기의 구강 발육에 좋습니다

📍 얼굴형이 예뻐지고 부정교합을 예방합니다

모유를 먹으면 아기의 입안에는 혀와 젖꼭지가 꽉 들어찹니다. 마치 풍선을 부는 것처럼 볼이 빵빵해지면서 모유를 삼키게 됩니다. 그러면 입천장 폭이 넓어지고 바로 위에 있는 코뼈도 넓어지면서 얼굴 모양이 달걀같이 예뻐집니다. 반면, 젖병으로 먹게 되면 빨대를 빠는 것처럼 볼에 빠는 압력이 생깁니다. 그 압력 때문에 턱이 좁아져 부정교합이 생기고 얼굴 모양도 예쁘지 않게 되기 쉽습니다. 모유의 양이 부족하거나 부득이하게 분유를 먹여

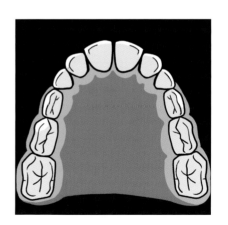

모유와 젖병의 삼키기 비교

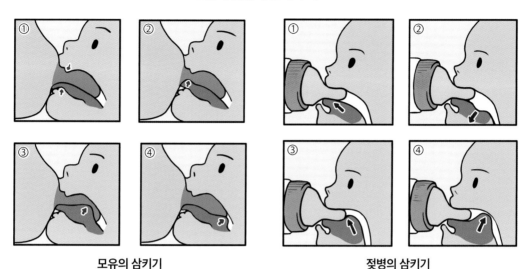

모유의 삼키기   젖병의 삼키기

야 한다면, 젖꼭지와 유사한 형태의 젖병을 사용하는 것이 좋습니다.

혀를 입천장에 붙이는 습관이 생깁니다

모유를 삼킬 때는 입안이 혀와 젖꼭지로 꽉 들어차 입천장을 누르면서 삼키게 됩니다. 그러면 자연스럽게 혀를 입천장에 붙이고 있는 습관이 생깁니다. 요즘 아이들을 보면 가만히 있을 때 혀를 입천장에 붙이지 못하는 경우가 많습니다. 혀를 입천장에 붙이지 못하면, 음식이나 침을 삼킬 때 혀가 치아를 밀거나 아래에 위치해 크면서 치아의 맞물림이 틀어지는 부정교합이 생기기 쉬워집니다. 턱의 성장에도 영향을 끼쳐 돌출입이나 아래턱이 나오는 주걱턱이 되기도 쉽습니다.

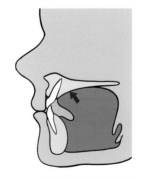

정상적인 혀의 위치

삼키기는 혀와 관계가 깊습니다. 모유 수유를 하면 엄마 젖을 삼키면서 저절로 혀 훈련이 됩니다. 혀가 입천장을 누르면서 자연스럽게 목구멍으로 넘겨야 올바르게 삼키는 것입니다. 하지만 젖병을 물면 혀를 내밀어 빠는 압력으로 삼키기 때문에 올바른 삼키기가 잘 안 되기도 합니다. 삼키기 습관은 이유식을 먹을 때도 비슷하게 나타납니다. 아이가 이유식을 못 삼켜서 고민하는 엄마들이 꽤 많습니다. 딱딱한 음식을 먹어야 할 시기에 제대로 삼키지 못해 두 돌이 지나도 분유나 우유만 먹는 아이들이 있습니다. 혀를 저절로 훈련해 올바르게 삼키려면 모유 수유부터 제대로 해주는 것이 중요합니다. 세계보건기구(WHO)도 모유 수유를 권장하고 있습니다. 생후 6개월까지는 모유만 먹이고, 24개월까지는 시기에 맞게 적절히 이유식과 모유를 먹이도록 권장합니다.

모유 수유를 하면 또 어떤 점이 좋은가요?

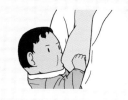

• IQ와 인지능력이 쑥쑥

모유 수유를 하면 아기의 머리가 좋아집니다. 엄마 젖에는 두뇌발달에 꼭 필요한 DHA와 아라키돈산 등이 필요한 만큼 적절한 비율로 들어 있습니다. 뇌가 급속도로 성장하는 어린 시기에는 뇌가 커질 뿐 아니라 뇌 세포도 성숙하면서 세포 간 연결을 이루게 되는데, 모유의 독특한 성분이 바로 이 역할을 합니다. DHA라고 해서 다 똑같은 것이 아닙니다. 합성해서 분유에 첨가한 인공 DHA와 엄마 젖은 다릅니다. 엄마 젖 속에 있는 자연산 DHA는 다른 성분들과 조화롭게 황금비율을 이루어 두뇌발달에 더 좋습니다. 흡수율에도 차이가 있습니다. 특히, 미숙아일수록 모유가 두뇌발달에 미치는 영향이 두드러지므로 더욱더 엄마 젖을 먹여야 합니다. 미숙아를 출산한 산모에게는 미숙아에게 꼭 맞는 모유가 나온다는 것이 참으로 신기한 일입니다. 오뉴월 하루 땡볕이 무섭다는 말처럼, 어린 시절의 작은 차이가 성장기 아기에게 무한한 기회를 줄 수 있습니다.

• 몸이 튼튼해지고 병에 덜 걸립니다

모유는 아기의 첫 번째 예방주사라고 할 만큼 질병 예방에 아주 중요한 역할을 합니다. 특히 출산 후 첫 3~4일간 나오는 초유는 면역 성분이 농축된 것이기 때문에 아기에게 먹이면 매우 좋습니다. 분유를 먹고 자란 아이는 모유를 먹고 자란 아이에 비해 병에 더 잘 걸립니다(장염과 중이염은 3배, 뇌막염은 3.8배, 요로감염은 2.5~5.5배, 폐렴 및 하기도 감염은 1.7~5배). 당장은 실감하기 어렵지만 림프종, 백혈병, 고지혈증, 유아돌연사(2배), 1형 당뇨(2.4배)뿐만 아니라 2형 당뇨도 분유를 먹고 자란 아이가 더 잘 걸린다고 합니다. 모유는 미숙아에게 특히 더 중요합니다. 미국에서도 모유를 먹고 자란 아이가 분유를 먹고 자란 아이에 비해 신생아 시기 이후 영아 사망률이 21%나 적습니다. 또 모유에는 시력 발달을 촉진하는 성분도 듬뿍 들어 있어서 아기의 눈도 좋게 해줍니다.

• 알레르기가 적게 생깁니다

모유는 엄마가 아기를 위해 만드는 먹거리이기 때문에 알레르기를 적게 일으킵니다. 분유를 먹고 자란 아이는 모유를 먹고 자란 아이에 비해 아토피성 피부염, 천식이 2~7배 더 많이 나타납니다.

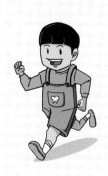

• 과체중과 비만이 적습니다

모유를 먹여 키운 아기와 분유를 먹여 키운 아기는 3~4개월까지는 몸무게가 별로 차이 나지 않습니다. 하지만 4~12개월 사이, 분유를 먹은 아기는 모유를 먹은 아기에 비해 키는 같지만 몸무게가 더 많이 늘어납니다. 이렇게 몸무게가 더 늘어나는 것은 비만입니다. 다시 말해 모유를 먹은 아기가 분유를 먹은 아기에 비해 비만이 적다는 것입니다. 조금이라도 모유 수유를 하면 전혀 엄마 젖을 먹지 않은 경우보다 비만이 15~30% 적어집니다. 엄마 젖을 한 달 더 먹을수록 과체중이 4% 적어지는 셈입니다. 비만은 만병의 근원입니다. 어릴 때부터 아기를 건강한 체형으로 키우는 것이 성인병 예방에 매우 중요합니다.

4. 유치와 영구치

아기가 6개월쯤 되면 자다 깨서 울고불고 하는 횟수가 늘어납니다. 이때는 '이가 나오려고 잇몸이 아파서 우는구나', '이제 슬슬 이가 나오겠구나' 하고 생각하시면 됩니다. 아이에게는 이가 나오는 순간이 아프고 힘들겠지만, 엄마에겐 이가 잇몸을 뚫고 나오는 모습을 보는 것이 행복입니다. 치아가 언제 나오는지 기다리며 나올 때마다 신기해하고 기뻐합니다.

　유치(젖니)는 6~8개월경 아래 앞니를 시작으로 30개월경까지 총 20개가 나옵니다. 어느 치아부터 나오든 20개가 나오기만 하면 되니 일반적인 순서와 다르다고 걱정할 필요는 없습니다. 이후 만 6세에 '6세 구치'라는 첫 번째 큰어금니가 나오는 것을 시작으로 보통 13세까지 한 치아씩 교체합니다. '아이 치아'라고 불리는 유치에서 '어른 치아'라고 불리는 영구치로 교환하는 것입니다.

유치에 대해 알아봅시다

⚲ 유치는 엄마 뱃속에서부터 만들어집니다

아이의 치아는 엄마 뱃속에서부터 형성됩니다. 아이가 태어나고 그 이후에 치아가 만들어지는 것이 아니라, 임신 6~7주경에 치아의 싹이 만들어지기 시작합니다. 그러므로 임신 중에는 치아와 입안의 여러 조직(혀, 잇몸, 침샘 등)이 만들어지는 데 필요한 영양소를 골고루 섭취해야 합니다.

잠깐! 의학상식

**치아와 구강 조직에
영향을 미치는 영양소**

단백질, 비타민A, 비타민C, 비타민D, 칼슘, 인, 마그네슘, 요오드, 철분, 아연, 불화물

치아가 나오는 시기

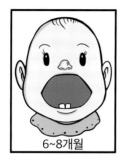
6~8개월

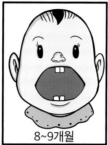
8~9개월

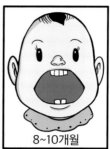
8~10개월

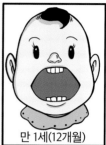
만 1세(12개월)

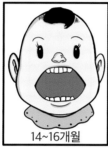
14~16개월

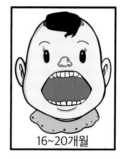
16~20개월

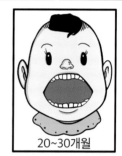
20~30개월

유치가 나오는 시기

• 6~8개월경부터 나오기 시작합니다   아래쪽 앞니가 6~8개월경에 처음 나오고, 8~9개월경에는 위쪽 앞니가 나옵니다. 앞니 옆의 치아는 위쪽이 8~10개월경에 먼저 나오고, 그 이후에 아래쪽 앞니 옆의 치아가 나옵니다. 첫돌 즈음에는 위쪽과 아래쪽 앞니가 4개씩 총 8개가 나옵니다. 앞니부터 어금니까지 순서대로 나오지 않고, 앞쪽 어금니가 먼저 나온 후 송곳니가 나옵니다. 마지막으로 20~30개월인 3세경에 뒤쪽 어금니가 나오면서 총 20개의 유치열이 완성됩니다. 이가 나올 자리의 잇몸이 볼록하고 손으로 만졌을 때 단단하다면, 잇몸 바로 밑까지 치아가 올라왔음을 의미합니다. 머지않아 이가 나오면서 아이가 보채고 힘들어할 것입니다. 잇몸이 아프거나 피가 나고 열이 날 수도 있습니다. 잇몸을 뚫고 나온 치아가 완전히 자리 잡을 때까지 짧게는 2주, 길게는 4주 정도 걸립니다. 그러니 천천히 기다려주시기 바랍니다.

• **치아가 나오는 기간은 아이마다 다릅니다** 12개월인데도 아래쪽 앞니 2개만 나온 아이도 있고, 18개월인데도 위쪽 어금니가 나오지 않은 아이도 있습니다. 치아가 나오는 기간은 앞니는 4개월, 어금니는 10개월까지 개인차가 있습니다. 치아가 나오지 않는다거나 다른 치아와 함께 나온다고 너무 걱정하실 필요 없습니다. 하지만 시간이 오래 지나도 먼저 나와야 할 치아가 나오지 않는다거나, 모양이 이상하다거나, 삐뚤삐뚤하게 나오는 등 무언가 문제가 있다 싶으면 치과를 찾는 것이 좋습니다.

유치가 나오는 순서

일반적으로 유치가 나오는 순서는 다음과 같습니다.

1. 아래쪽 앞니 → 2. 위쪽 앞니 → 3. 위쪽 앞니 옆 치아 → 4. 아래쪽 앞니 옆 치아 → 5. 위쪽 첫 번째 어금니 → 6. 아래쪽 첫 번째 어금니 → 7. 위쪽 송곳니 → 8. 아래쪽 송곳니 → 9. 아래쪽 두 번째 어금니 → 10. 위쪽 두 번째 어금니

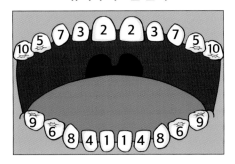

유치가 나오는 순서

보통 이 순서대로 이가 나오지만 아이들마다 순서는 다를 수 있습니다. 가운데 앞니보다 옆의 치아가 먼저 나왔다고 걱정하지 마세요.

유치의 특징

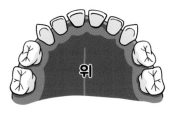

• **유치는 보통 20개입니다** 위쪽과 아래쪽 각각 앞니 4개, 송곳니 2개, 어금니 4개입니다. 선천적으로 치아가 부족하거나 중간에 빠지지 않는 이상 20개입니다. 총 20개의 유치는 만 5세까지 유지되며, 만 6세 이후에 영구치가 나오면서 치아의 개수에 변화가 생깁니다.

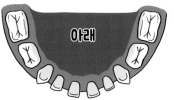

• **갓 나온 치아는 단단하지 않습니다** 치아가 나오고 난 후 13~16주부터 단단해지기 시작하며, 완전히 단단해지는 데 필요한

치과에서 부르는 유치의 이름

A	가운데 앞니	중절치
B	앞니 옆 치아	측절치
C	송곳니	견치
D	첫째 어금니	제1유구치
E	둘째 어금니	제2유구치

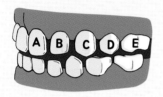

기간은 약 2년입니다. 그래서 이가 완전히 단단해지는 만 2세 이전에는 충치가 잘 생기고 이가 깨지거나 부러질 수도 있습니다.

• **유치는 듬성듬성 나는 것이 좋습니다** 이가 듬성듬성 나면 "복 나간다", "이가 참 못생겼다"고 말하는 경우가 종종 있습니다. 그런데 영구치는 유치보다 큽니다. 촘촘하게 나 있는 유치열에서 영구치가 나온다면, 크기가 큰 영구치들이 겹쳐서 삐뚤삐뚤하게 나거나 덧니가 됩니다. 한국 어린이 10명 중 6명은 영구치가 나올 공간이 부족하여 치열이 가지런하지 않다고 합니다. 유치가 듬성듬성 나면 치아와 치아 사이가 썩을 확률도 적고, 영구치가 나왔을 때 치열이 가지런하게 될 가능성이 큽니다.

유치가 촘촘한 경우

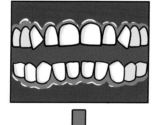

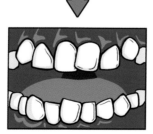

영구치가 삐뚤삐뚤합니다.

유치가 듬성듬성한 경우

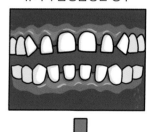

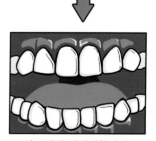

영구치가 가지런합니다.

이가 일찍 나오거나 안 나오거나

아이의 첫 이가 나오던 순간의 기쁨을 잊지 못하는 엄마들이 많습니다. 아기에게 이가 나온다는 것은 엄마에게 큰 사건입니다. 그런데 많은 엄마들이 바로 이때부터 주변과 비교하기 시작합니다. 다른 또래 아이는 이가 올라왔다는데 우리 아이는 아직이라면 초조해합니다. 다른 아이는 이가 몇 개 나왔는지, 칫솔이나 치약은 무엇을 쓰는지 관심거리가 늘어납니다. 기억해두십시오. 이가 나오는 시기에 대해서는 절대 다른 아이들과 비교하면 안 됩니다. 아이마다 키와 몸무게가 다르듯이 치아도 다릅니다. 이가 처음 나오는 시기인 6개월 전후로는 걱정할 필요가 없습니다. 하지만 돌이 지났는데도 첫 이가 올라오지 않는다면 반드시 치과에 가야 합니다. 태어나자마자 치아가 나왔다거나, 태어난 지 한 달 안에 치아가 나와도 치과에 가야 합니다. 치아가 너무 일찍 나오거나 늦게 나오면 여러 문제를 일으킬 수 있기 때문입니다. 아이의 전신질환과도 연관이 있을 수 있으므로 잘 살펴야 합니다.

💡 태어난 지 얼마 안 돼서 이가 나왔어요

태어날 때부터 나와 있는 유치를 귀치(선천치)라고 하고, 생후 30일 이내에 나온 치아를 신생치라고 합니다. 대부분 아래 앞니에서 가장 많이 나타납니다. 이런 치아는 정상적인 경우가 대부분이므로 원칙적으로 빼지 않습니다. 하지만 모유 수유를 할 때 엄마 유두에 상처를 내거나 아기의 구강 안에 상처를 낼 수 있는 날카로운 부분이 있다면 다듬어주는 것이 좋습니다. 간혹 치아 뿌리가 제대로 만들어지지 않아 심하게 흔들리다가 치아가 빠져서 아기가 삼켜버리는 경우가 있습니다. 그러므로 여러 상황을 고려하여 치과의사와 상의하고 결정하는 것이 중요합니다.

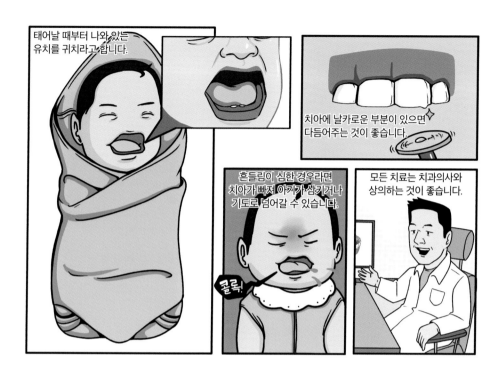

태어날 때부터 나와 있는 유치를 귀치라고 합니다.

치아에 날카로운 부분이 있으면 다듬어주는 것이 좋습니다.

흔들림이 심한 경우라면 치아가 빠져 아기가 삼키거나 기도로 넘어갈 수 있습니다.

콜록!

모든 치료는 치과의사와 상의하는 것이 좋습니다.

💡 또래 친구들은 이가 나왔는데 우리 아이는 아직이에요

치아가 나오는 시기가 신체발달과 관련 있는 것은 아니기 때문에, 아이가 또래보다 조금 늦는다고 해서 걱정할 필요는 없습니다. 총 20개의 유치가 다 나오는지 확인하는 것 외에는 특별한 조치가 필요하지 않습니다. 치아를 나오게 하려고 수술하고 교정하는 것은 흔하지 않은 경우입니다. 하지만 돌 때까지 첫 이가 나오지 않거나 오랜 시간 치아가 나오지 않을 때는 치과에 가야 합니다. 구강 안에 치아가 나오는 것을 방해하고 있는 문제가 있거나, 아이에게 전신질환이 있을 수 있으므로 시기별로 원인을 알아봐야 합니다.

유치가 빠지는 시기

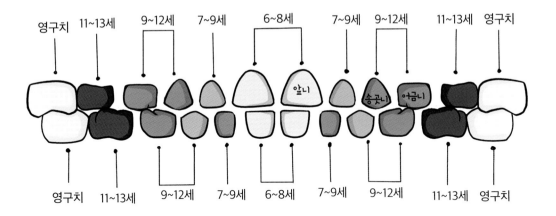

유치가 빠지고 영구치가 날 때

📍 가장 먼저 나온 이가 가장 먼저 빠집니다

유치가 빠지는 순서는 나온 순서와 비슷합니다. 가장 먼저 나온 아래쪽 앞니가 만 6~8세경에 가장 먼저 빠집니다. 다음으로 위쪽 앞니, 아래쪽 앞니 옆의 치아가 만 7~9세경에 빠집니다. 위쪽 앞니 옆의 치아는 다른 앞니보다 1년 정도 늦게 빠집니다. 송곳니와 첫 번째 어금니는 만 9~12 세, 두 번째 작은 어금니는 만 11~13세에 빠집니다.

📍 위쪽과 아래쪽 유치는 빠지는 순서가 다릅니다

위쪽은 앞니 → 앞니 옆 치아 → 송곳니 → 첫째 어금니 → 둘째 어금니 순서로 빠지고, 아래쪽은 송곳니와 첫째 어금니의 순서가 바뀌어서 빠집니다. 빠진 순서대로 영구치가 나옵니다.

📍 영구치는 유치의 뿌리를 흡수하며 올라옵니다

유치가 흔들린다는 것은, 영구치가 유치의 뿌리를 흡수하여 유치의 뿌

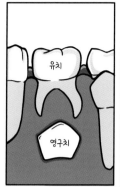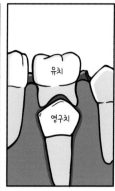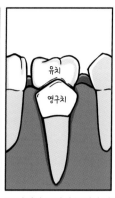

※ 사진상 유치의 뿌리가 남아
있지 않은 경우 유치를 뺍니다.

리를 잡아주는 뼈가 없다는 것을 의미합니다. 이때는 치과에 방문하여 유치와 영구치의 관계를 사진으로 찍어(위 그림 참고) 확인한 후 유치를 빼야 합니다. 하지만 유치가 흔들리지 않아도 유치 안쪽이나 옆으로 영구치가 나오는 경우가 있습니다. 이때는 치과에서 빨리 유치를 뽑아주는 것이 좋습니다.

유치와 영구치는 차이가 있습니다

"이게 유치고, 이게 영구치라고요?" 어떤 치아가 유치이고 영구치인지 정확히 알지 못하는 엄마들이 있습니다. 가장 마지막까지 쓰는 치아는 초등학교 5~6학년 때까지도 가지고 있으니 "아직도 유치가 있군요" 하며 깜짝 놀라기도 합니다. 유치는 영구치가 나올 때까지 영구치가 잘 나올 수 있도록 자리를 지켜줍니다. 유치와 영구치의 차이점을 알아두고 영구치가 나오기 전까지 유치가 썩지 않도록 잘 관리해주시기 바랍니다.

📍 유치는 영구치보다 작습니다

어른 얼굴을 보다가 아이 얼굴을 보면 참 작게 느껴져서 새삼 놀랄 때

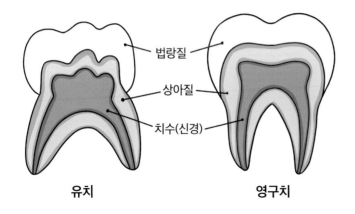

법랑질

상아질

치수(신경)

유치   영구치

가 있습니다. 아이 얼굴이 엄마 얼굴보다 작은 것처럼 치아도 마찬가지입니다. 위 그림에서도 왼쪽 유치가 더 작은 것을 볼 수 있습니다.

유치의 뿌리는 더 벌어져 있습니다

유치는 영구치의 씨앗을 보호하고 영구치가 뿌리를 흡수하면서 올라올수 있도록 뿌리가 옆으로 더 벌어져 있습니다(위 그림 참조). 이는 유치가 듬성듬성 나는 이유이기도 합니다.

유치는 영구치보다 잘 썩습니다

유치는 영구치보다 무기질 함량이 적어 단단하지 못합니다. 치아가 약하기 때문에 산에 더 쉽게 반응합니다. 그러므로 충치를 예방하려면 탄산음료를 비롯해 산성인 음식은 섭취하지 말아야 합니다.

유치는 신경치료를 할 확률이 영구치보다 높습니다

유지는 바깥쪽에서 두 번째 구조인 상아질이 얇습니다. 상아질은 치아의 가운데 부분인 신경을 보호해주는 껍질입니다. 그래서 썩으면 금방신경까지 진행되므로 신경치료를 할 가능성이 높습니다. 특히 붙어 있는 양쪽 유치 사이가 썩으면 빠른 시간 내에 신경까지 진행되므로 꼭치실을 사용해주십시오.

혼합치열기란?

유치와 영구치가 같이 존재하는 시기를 혼합치열기라고 합니다. 혼합치열기에는 밑에서 나오고 있는 영구치와 이미 나와 있는 유치 혹은 영구치에 의해 치아의 높이가 다릅니다. 이때 이를 잘 닦아주지 않으면 영구치가 나오면서 썩을 수도 있고, 치아의 옆면이 썩기도 합니다. 아이가 꼼꼼하게 이를 닦을 수 있도록 엄마의 관심과 도움이 필요합니다.

◯ 유치는 영구치에 비해 밝은 청백색입니다

치아의 누런 정도를 담당하는 부분이 상아질입니다. 유치는 상아질이 영구치보다 얇기 때문에 색이 밝아 보입니다. 반면 영구치는 상아질이 두꺼우므로 유치보다 더 누렇게 보입니다.

유치가 빠지는 시기에 일어날 수 있는 일들 Q&A

만 6세경이 되면 아래 앞니가 제일 먼저 흔들리기 시작하는데 그때 빼주면 됩니다. 그렇다고 치아가 흔들려야만 빼야 한다고 생각하면 안 됩니다. 때로는 치아가 흔들리지 않아도 유치 안쪽이나 바깥쪽에 덧니 형태로 나오기 때문입니다. 아래 앞니의 경우, 유치 안쪽으로 영구치가 나오고 있다면 치과에 가서 바로 빼주어야 영구치가 올바른 자리에 날 수 있습니다. 충치가 심하거나 어딘가에 부딪혀 외상을 입은 유치는 영구치가 나오기 전까지 주의 깊게 관찰해야 합니다. 유치는 영구치가 나올 때까지 자리를 잡아주는 역할을 하는데, 유치가 많이 빠진 상태이거나 삐뚤삐뚤하게 나 있으면 영구치가 바른 자리로 올라오도록 교정해야 할 수도 있습니다. 이런 경우에는 치과에 자주 방문하여 시기에 맞게 치과의사와 상담할 필요가 있습니다.

◯ 유치가 흔들리는데 어떻게 해야 하나요?

가장 간단한 방법은 치과에서 유치의 뿌리를 확인한 후에 빼는 시기를 결정하는 것입니다. 하지만 흔들림이 심하지 않고 대체할 영구치가 나오지 않았다면 서두르지 않아도 됩니다. 이럴 때는 많이 흔들릴 때까지 기다렸다 빼면 됩니다.

◯ 꼭 치과에 가야 하나요?

치과에 가는 것을 추천합니다. 처음부터 많이 흔들리는 유치는 가정에

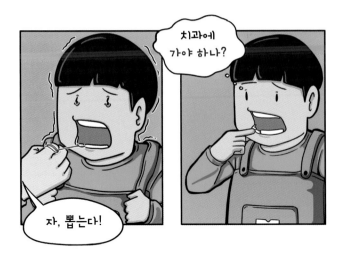

서 뺀다고 크게 문제가 생기지 않습니다. 이를 실에 묶어 쉽게 뺄 수 있습니다. 빼고 나도 피가 많이 나지 않기 때문에 큰 어려움이 없습니다. 하지만 모든 유치를 쉽게 빼지는 못합니다. 가정에서 이를 빼다가 궁금증이 생겨 치과에 가는 경우도 많습니다. 이가 빠지면서 뿌리 조각이 남지는 않았는지, 이를 뺀 자리가 제대로 아물고 있는지 확인하기 위해서입니다. 또 가정에서 이를 빼다가 실패할 수 있는데, 그러면 아이의 공포심이 더욱 커지기 때문에 주의해야 합니다. 유치의 뿌리가 흡수된 것이 보일 만큼 흔들리는 정도가 아니라면 치과에서 확인한 후 빼는 것이 가장 좋습니다.

💡 유치가 흔들리는 순서가 다른 아이들과 달라요

아이마다 성장발육이 다르듯이 치아발육도 다릅니다. 이를 다친 적이 없고 대체할 영구치가 있다면, 일반적인 순서와 다르게 흔들려도 염려할 필요가 없습니다. 특히 여자아이는 남자아이보다 성장이 빠르기 때문에 또래보다 빨리 이가 흔들릴 수 있습니다.

♀ 유치가 빠질 시기가 지났는데도 흔들리지 않아요

유치를 대체할 영구치가 나오는 데 문제가 있는지 확인해봐야 합니다. 대체할 영구치가 없거나 영구치가 엉뚱한 곳으로 나오게 되면, 유치가 흔들리지 않고 남아 있을 수 있습니다. 대체할 영구치가 없는 경우는 둘째 어금니에 가장 흔합니다. 엉뚱한 곳으로 나오는 경우는 아래 앞니에서 가장 많이 나타납니다.

♀ 6살인데 아래 앞니가 흔들리지 않는데도 영구치가 올라왔어요

• **유치를 바로 빼주어야 합니다** 이럴 경우 유치는 뿌리가 제대로 흡수되지 않아서 흔들리지 않기 때문에 치과에서 빼야 합니다. 아래 앞니 영구치의 치아싹이 유치의 혀 쪽에 있기 때문에 흔히 발생하는 현상입니다. 7세 전후에 이가 나올 공간이 부족하거나 넓어도 발생합니다. 유치를 빼면 뒤에 있던 영구치는 아래턱뼈의 성장, 혀와 입술의 힘에 의해 대부분 정상 위치로 자리를 잡습니다.

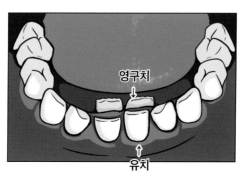

아래 앞니 유치가 빠지기 전에
영구치가 혀 쪽으로 올라오는 현상은 흔히 발생합니다.

• **아래 앞니가 혀 쪽으로 나오는 이유** 아래 앞니 영구치는 유치에 비해 혀 쪽에 위치해 있다가 유치가 있는 입술 쪽으로 위치를 바꾸며 올라옵니다. 그런데 앞쪽 아래턱뼈는 혀 쪽 뼈가 얇기 때문에, 영구치가 유치의 뿌리를 녹이면서 올라오는 것보다 뼈를 녹이면서 올라오기가 쉽습니

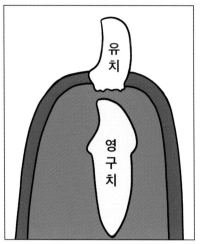

유치 아래로 영구치가 이동을 하면
유치가 정상적으로 흔들려서
탈락하게 됩니다.

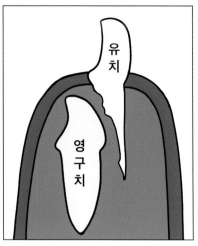

영구치가 유치 아래로 이동하지 못하면
유치 뿌리가 제대로 흡수되지 않아서
유치가 흔들리지 않고 영구치가 올라와도
입안에 남아 있게 됩니다.

다. 이렇게 유치의 뿌리를 다 녹이지 못하고 올라오면서 유치가 흔들리지 않고 영구치는 혀 쪽에 자리 잡는 것입니다.

📍 유치가 너무 빨리 빠졌어요

• **정상적으로 흔들려서 빠진 경우는 문제되지 않습니다** 한국 나이로 다섯 살에 아래 앞니가 빠지는 것을 간혹 본 적이 있습니다. 또래보다 1~2년 빨리 빠졌지만 정상적으로 이가 흔들려서 빠졌다면 문제되지 않습니다. 이가 빨리 빠진 것으로 성조숙증을 염려하는 분도 있지만 아직까지 연관성이 밝혀진 바는 없습니다.

• **영구치가 제대로 올라오지 못할 수 있습니다** 심한 충치나 외상 등 여러 가지 이유로 유치가 일찍 빠지는 경우가 있습니다. 그러면 유치가 빠진 공간으로 다른 치아들이 이동해오면서 영구치가 나올 공간을 잃게 됩니다. 영구치가 제대로 올라오지 못하고 다 엉클어지겠지요. 앞니가 빠지면 보기에도 좋지 않을 수 있습니다. 가장 중요한 것은 유치가 너무

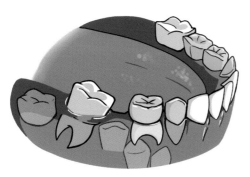

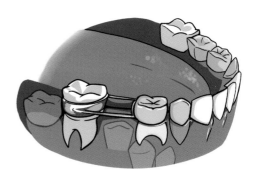

이가 일찍 빠져서 뒤에 있는 치아가 기울어지면
새로운 치아가 올라올 공간이 없어집니다.

이렇게 일찍 빠질 경우, 장치를 껴두면
치아가 올라올 공간을 유지할 수 있습니다.

일찍 빠지지 않도록 충치를 예방하고 외상을 방지하여 유치를 잘 간직하는 것입니다. 시기가 되기 전에 유치가 빠졌다면 반드시 치과에서 장치를 해야 합니다.

•**장치를 사용해 영구치가 나오는 방향을 유도합니다** 유치가 빠진 공간에 여러 장치를 이용하여 앞으로 영구치가 올바르게 나올 수 있도록 유도합니다. 어른은 치아가 없으면 임플란트나 보철로 없는 치아를 대신할 수 있지만, 아이의 유치는 보철 치료를 하지 않습니다. 대신 영구치가 나올 때까지 공간유지장치(space maintainer)를 낍니다. 빠진 치아의 부위와 개수, 주변에 영구치가 올라왔는지 여부 등을 종합하여 적절한 장치를 선택합니다. 어금니를 잃게 되었을 때 사용하는 경우가 많습니다. 송곳니가 올라온 이후에 앞니가 빠졌다면 심미적인 이유로 사용하기도 합니다.

치아의 모양과 수가 이상한 경우

간혹 아이에 따라서 치아의 모양이 이상하거나 치아의 수가 많거나 적을 때가 있습니다. 이외에도 치아가 너무 크거나 작고, 색깔이 이상한

것 같아 보일 때가 있습니다. 치아가 나오는 과정에서 여러 원인에 의해
장애가 생긴 경우입니다. 치아장애는 대부분 큰 문제는 없습니다. 하지
만 간혹 교정이 필요한 경우가 있으니 꼭 치과에 가서 확인하는 것이
좋습니다.

♀ 아이가 치아가 없다고 해요

치아가 없는 경우는 사랑니, 아래쪽 두 번째 작은 어금니, 위쪽 작은 앞
니, 위쪽 두 번째 작은 어금니에서 많이 나타납니다. 태어날 때부터 치
아가 만들어지지 않아서입니다. 한 개에서 여러 개의 치아가 태어날 때
부터 없는 것인데, 유치보다는 영구치에 더 많이 나타납니다. 이유는 매
우 다양하며 유전일 가능성이 있습니다. 치아의 수가 부족하다고 해도
음식물을 씹거나 치아의 배열에 문제가 없다면 특별히 치료하지 않아
도 됩니다. 자신이 치아가 없다는 사실을 모르고 있다가 치과에 방문해
알게 되는 경우도 많습니다.

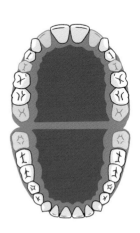

♀ 위쪽 앞니 사이에 이가 하나 더 있어요

위쪽 앞니 사이의 입천장에서 치아가 나는 경우 과잉치라고 부릅니다.
과잉치가 앞니 사이로 나와 있다면 발견하기 쉽기 때문에 과잉치를 뽑

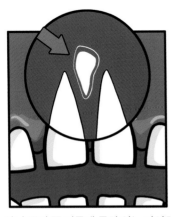

앞니 뿌리 쪽 잇몸에 묻혀 있는 과잉치

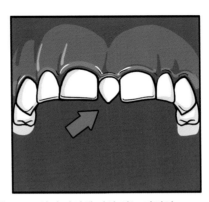

앞니 사이에 나와 있는 과잉치

은 후 적절한 치료를 하면 됩니다. 그러나 과잉치가 나오지 못하고 입천장에 묻혀 있는 경우도 많습니다. 잇몸에 묻혀 있는 과잉치를 발견하지 못하고 방치하면, 영구치 앞니가 벌어지고 인접한 정상 영구치 뿌리에 안 좋은 영향을 미칠 수 있습니다. 아이의 앞니가 너무 벌어져 있다면 치과에 가서 방사선 검사를 해보는 것이 좋습니다. 만약 과잉치가 발견된다면 아이의 상태에 따라 적절한 시기를 결정해 과잉치를 빼주는 것이 좋습니다. 경우에 따라 교정이 필요할 수도 있습니다.

♀ 위쪽 두 번째 앞니가 작고 뾰족하게 생겼어요

이런 치아를 왜소치라고 합니다. 문제가 있는 것은 아니지만 앞니이기 때문에 눈에 띌 정도로 좋아 보이지 않는다면 보철 치료를 합니다. 신경치료 후 크라운으로 씌워주는 치료인데, 크기를 정상으로 만들어줍니다.

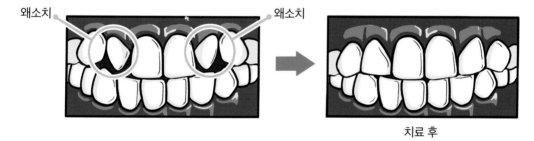

치료 후

♀ 치아가 큰 것 같아요

전체적으로 치아가 크다면 유전적 요인에 의해서입니다. 한두 개 치아만 크다면, 2개의 치아가 붙어 있어서 커 보일 가능성이 있습니다. 대부분의 유치가 이렇게 보일 수 있습니다. (자세한 내용은 다음 쪽의 <치아가 붙어 있어요> 부분을 참고하세요.)

♀ 치아 모양이 이상해요

많은 사람들이 자신의 치아 모양이 다르다는 사실을 모르고 있다가 치과 검진을 받으면서 우연히 알게 됩니다. 치아 모양이 이상하다고 해도 특별한 증상이 있는 것은 아니기 때문에 가정에서는 발견하기 어렵습니다. 치아 모양이 다를 뿐 충치가 잘 생긴다는 것 말고는 대부분 특별한 문제가 없습니다.

• **치아 안에 또 다른 치아가 있어요** 치내치라고 합니다. 보통 작은 앞니나 작은 어금니의 씹는 면에 많이 나타납니다. 두 개의 치아가 겹쳐 있는 것처럼 보이기 때문에 치아 사이에 틈이 있을 수 있습니다. 이 틈으로 음식물이 잘 끼어서 충치가 쉽게 생깁니다. 보통의 신경 모양이 아니어서 신경치료를 하는 데 어려움이 있습니다. 그러므로 발견하는 즉시 예방치료나 때우는 치료를 하는 것이 좋습니다.

• **씹는 면에 뿔이 나 있어요** 치외치라고 합니다. 치아의 씹는 면에 뿔처럼 돌출된 구조가 있는 치아를 말합니다. 이 뿔 같은 구조에도 다른 치아처럼 신경이 있기 때문에 씹다가 닳거나 깨지게 되면 통증을 느낍니다. 그러므로 발견하면 돌출된 부위 주변을 때워주거나 주기적으로 돌출 부위를 갈아줍니다. 만약 깨져서 통증이 있다면 신경치료가 필요할 수도 있습니다.

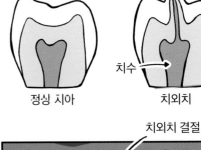

정상 치아   치외치

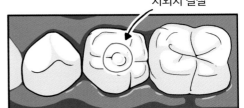

치아가 붙어 있어요

치아가 붙어 있는 것처럼 보이는 경우는 대부분 유치에서 발견되지만 영구치에서도 간혹 나타납니다. 실제로 치아 2개가 붙어 있을 수도 있으며, 치아 하나가 둘로 갈라져서 2개처럼 보이기도 합니다.

• **치아 2개가 붙어버린 경우 융합치라고 합니다** 서로 다른 치아가 만들어지는 과정에서 붙어버리는 경우이며, 작은 앞니에서 많이 나타납니다. 2개의 독립된 치아이기 때문에 치아 뿌리를 각각 가지고 있어서 뿌리도 붙어버릴 수 있습니다. 2개의 치아가 있어야 할 자리에 하나만 있는 것

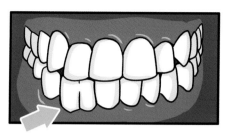

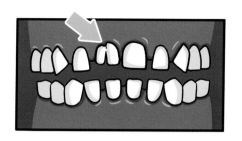

두 개의 치아가 붙어버리는 경우
융합치라고 합니다.

하나의 치아에서 두 개의 치아머리가
만들어진 경우 **쌍생치**라고 합니다.

처럼 보여서 치아 수가 부족하다고 생각할 수 있습니다. 붙어 있는 치아머리 부분 사이에 음식물이 잘 껴서 충치가 쉽게 생길 수 있으므로 주의해야 합니다. 유치에 융합치가 있으면 태어날 때부터 해당 영구치가 없을 가능성이 있기 때문에 교정치료가 필요할 수도 있습니다.

• **하나의 치아에서 2개의 치아머리가 만들어진 경우 쌍생치라고 합니다** 치아뿌리는 1개인데 치아머리만 2개가 붙어 있는 것처럼 보입니다. 치아 수는 정상이기 때문에 융합치와 눈으로 봐도 구분할 수 있습니다. 쌍생치도 붙어 있는 치아머리 사이에 틈이 있어서 충치가 잘 생기므로 예방이 필요합니다.

♀ 앞니 사이가 벌어졌어요

• **나중에 자연적으로 닫힙니다** 영구치가 막 나오기 시작하는 시기에 앞니가 벌어졌다면 문제가 되지 않습니다. 대부분 아이들은 첫 번째 큰어금니와 위쪽 앞니가 제일 먼저 나오기 시작하는데, 이 시기에는 유치와 영구치가 동시에 존재합니다. 앞니가 나올 때 그 옆에 있는 두 번째 앞니와 송곳니는 아직 유치입니다. 이때 앞니는 똑바로 나오지 않고 비스듬히 나오기 때문에 치아 사이가 벌어져 보입니다. 두 번째 앞니가 나오고 최종적으로 송곳니가 나오면 앞서 나온 치아들을 가운데로 밀어주므로 치아 사이 공간이 자연적으로 없어집니다. 아이의 앞니가 벌어졌다면 영구치 송곳니가 나오는 시기인 9~10세까지 기다려주세요. 하지

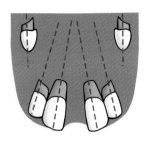
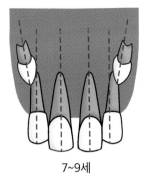
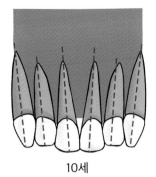

7세	7~9세	10세

만 벌어진 공간이 2mm가 넘는다면 완전히 닫히지 않을 수 있으니 치과에서 검사를 받아야 합니다.

• **성장과정의 하나로 받아들여주세요** 일시적으로 치아 사이에 공간이 존재하다 사라지는 시기를 일명 '미운 오리 시기'(ugly duckling stage)라고 합니다. 안데르센 동화에 나오는 미운 오리가 나중에 멋진 백조가 된 것처럼, 앞니가 벌어져 좋아 보이지 않다가도 시기가 지나면 예쁜 치아를 갖게 된다고 붙여진 이름입니다.

📍 *10살이 지났는데도 앞니가 벌어진 상태로 계속 있어요*

앞니가 벌어진 상태로 계속 있다면 발음에도 문제가 생기기 때문에 반드시 치료해야 합니다. 보통 2mm 이하의 공간은 자연적으로 닫히지만, 그 이상인 경우는 완전히 닫히지 않을 수도 있습니다. 앞니가 2mm 이상 벌어졌다면 병적인 이유인 경우가 많기 때문에 원인을 찾아 해결한 후 필요하면 교정치료로 공간을 없애줍니다. 혀로 치아 밀기, 손가락 빨기 같은 나쁜 습관이 있거나, 아래쪽 치아가 비정상적으로 위쪽 치아를 계속 치거나, 입안 골격이 크거나, 잇몸 안쪽에 병소가 있을 때 앞니가 벌어집니다. 그 외에 앞니가 자연적으로 닫히지 않는 경우는 다음과 같습니다.

• **윗입술 안쪽에서 윗잇몸까지 이어지는 근육이 지나치게 두껍고 긴 경우** 윗

입술을 들어 올려 윗입술 안쪽에서 윗잇몸까지 이어지는 근육(상순소대)을 당길 때 치아 사이 잇몸이 하얗게 변한다면 치과에 가보는 것이 좋습니다. 수술을 해야 한다면 보통 영구치 앞니 6개가 나온 후 앞니가 벌어진 틈을 먼저 교정하고 그 다음에 상순소대를 잘라줍니다. 앞니를 닫는 교정을 먼저 해야 다시 벌어질 확률이 낮다는 보고가 있기 때문입니다.

• **앞니 정중앙에 과잉치가 있는 경우** 이런 정중과잉치는 앞니와 앞니 사이에 나와 있거나, 나오지 않고 앞니 사이의 치아 뿌리 쪽에 있습니다. 대부분의 정중과잉치는 잇몸 안쪽에 있기 때문에 치과에 가기 전에는 모르는 경우가 많습니다. 정중과잉치는 앞니를 벌어지게 할 뿐만 아니라 영구치의 치아 뿌리를 흡수할 수 있으므로 치과에서 과잉치를 빼야 할지 상담하는 것이 좋습니다.

• **두 번째 치아가 너무 작거나 없는 경우** 치아가 있는 공간에 비해 치아가 작거나 없기 때문에 남는 공간으로 인하여 앞니가 벌어집니다. 앞니 교정 후 보철 치료나 임플란트 치료가 추가로 필요할 수 있어서 성인이 된 후까지 치료가 이어지기도 합니다.

♀ 치아색이 이상해요

피부색이 사람마다 다르듯이 치아색도 사람마다 다릅니다. 하지만 지나치게 누렇거나 갈색으로 보인다면 치아의 단단한 표면에 이상이 있는지 의심해봐야 합니다. 치아가 만들어지는 과정에서 법랑질과 상아질이 정상적으로 만들어지지 않는다면 색이 누렇거나 갈색이 됩니다. 유전일 수도 있지만 아무런 이유 없이도 일어날 수 있습니다. 치아색이 이상하면 좋아 보이지 않기 때문에 보통은 치료를 합니다. 또 증상이 있는 치아는 보통 치아보다 잘 썩기 때문에 충치 치료와 보철 치료가 필요합니다.

• **이가 누렇고 약해 보이는 법랑질형성부전증** 치아의 가장 단단한 겉표면인 법랑질이 부족해서 생기는 것으로, 영구치와 유치에서 모두 나타날

수 있습니다. 이런 치아가 보일 경우, 단순히 치아가 약한 상태라면 정기적으로 치과에 방문하여 충치예방에 좋은 불소를 발라주는 치료를 합니다. 만약 충치가 생겼는데 치료를 하지 않으면 진행 속도가 보통 치아보다 빨라 충치 부위가 순식간에 넓어질 수 있습니다. 그러므로 가능한 빨리 치료해야 합니다. 유치와 영구치 모두 완전히 치아가 나온 후 충치 부위가 크지 않으면 부분적으로 때우는 치료를 하거나 크라운으로 덮어씌우는 치료를 합니다.

• **이가 붉은 갈색, 불투명한 흰색으로 보이는 상아질형성부전증** 법랑질은 정상인데 안쪽에 있는 상아질이 부족하게 만들어지면 붉은 갈색이나 불투명한 흰색으로 보입니다. 유치에서 좀 더 많이 발생합니다. 상아질형성부전증이 있으면 치아가 완성되자마자 빠르게 치아머리가 닳아버려 뿌리만 남게 됩니다. 치아머리를 만들어주는 보철 치료를 하거나 충치가 심할 경우 치아를 빼야 합니다.

• **영구치의 법랑질 색이 변하는 법랑질저형성증** 유치에 외상이나 충치가 있어서 신경에 오래 염증이 있으면 영구치에 영향을 줍니다. 이때 법랑질저형성증이 일어나는데 이것을 '터너치'라고 합니다. 이 때문에 영구치의 법랑질 색이 변할 수 있습니다.

• **약 때문에 치아색이 변하기도 합니다** 철분제를 복용하면 치아가 갈색으로 착색되는 경우가 있습니다. 특히 액상 형태의 철분제가 착색이 잘됩니다. 착색이 되었다 해도 대부분 시간이 지나면 돌아오므로 걱정할 필요는 없습니다. 철분제를 선택할 때는 먼저 착색이 되는 약인지 꼼꼼히 살펴보고 복용할 때 물을 많이 마시는 것이 좋습니다. 임신 중에 엄마가 테트라사이클린 항생제를 복용하면 태어난 아기의 치아색이 검고 어둡게 보이는 경우도 있지만, 요즘 의사들은 임신부에게 테트라사이클린을 처방하지 않습니다. 불소에 과다 노출된 경우에도 치아에 하얗게 얼룩이 있는 것처럼 보이기도 합니다. 그렇다고 불소치약으로 착색이 되는 경우는 없습니다.

복잡한 치아의 구조

대부분의 사람들은 '치아는 단단하다', '치아는 잇몸에 박혀 있다'고 생각합니다. 치아의 겉부분이 단단하기 때문에 그럴 것입니다. 하지만 사실 치아의 단단한 겉부분 안쪽에는 좀 덜 단단한 부분과 아주 부드러운 부분이 있습니다. 또 치아는 잇몸에 박혀 있는 것이 아니라 뼈가 치아의 뿌리를 감싸고 있고, 뼈 위에 있는 잇몸이 치아의 뿌리를 덮고 있는 것입니다.

♀ 치아는 크게 치아머리와 치아 뿌리로 구분합니다

치아머리는 잇몸 위쪽 부분이며, 우리가 눈으로 볼 수 있습니다. 치아 뿌리는 뼛속에 묻혀 있는 부분으로 방사선 사진을 통해 볼 수 있습니다.

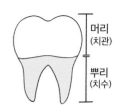

머리
(치관)

뿌리
(치수)

♀ 치아는 법랑질, 상아질, 치수로 구성됩니다

단단한 조직인 법랑질과 상아질, 부드러운 조직인 치수로 구성됩니다. 상아질은 치아의 대부분을 구성하며 법랑질은 치아머리 부분을 덮습니다.

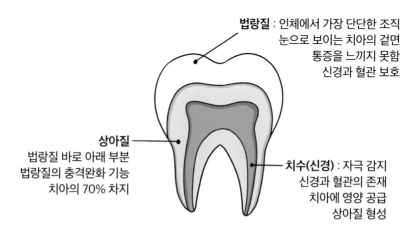

법랑질 : 인체에서 가장 단단한 조직
눈으로 보이는 치아의 겉면
통증을 느끼지 못함
신경과 혈관 보호

상아질
법랑질 바로 아래 부분
법랑질의 충격완화 기능
치아의 70% 차지

치수(신경) : 자극 감지
신경과 혈관의 존재
치아에 영양 공급
상아질 형성

법랑질의 특징은?

• **인체에서 가장 단단한 조직입니다** 음식을 씹는 힘에 잘 견딥니다. 하지만 순간적인 힘에 의해 쉽게 깨질 수 있는 단점이 있습니다. 어딘가에 부딪히거나 맞았을 때 치아가 깨지거나 부러지는 이유가 여기에 있습니다.

• **색깔이 없으며 반투명합니다** 법랑질이 색이 없고 반투명하다면 모든 사람의 치아색이 하얗고 투명해야겠지만 그렇지 않습니다. 법랑질 안쪽에 있는 상아질이 누런색을 띠는데, 법랑질이 두꺼우면 상아질의 색이 비치지 않으므로 밝고 투명하게 보입니다. 반대로 법랑질이 얇으면 상아질의 색이 비치기 때문에 누렇게 보일 수 있습니다.

상아질의 특징은?

치아의 구성 조직 중 가장 많은 부분을 차지합니다. 비교적 단단하지만 법랑질보다는 약한 구조입니다. 상아질 안에는 미세한 관이 있어서 외부 자극이나 감각을 안팎으로 전달합니다. 법랑질이 많이 닳거나 외상으로 인해 상아질이 노출되었을 경우, 상아질에 음식물이나 물이 닿으면 시린 증상이 나타납니다. 그림에서 가운데 노란 부분이 상아질이며, 상아질 내부에는 신경과 연결해주는 미세한 관인 상아세관이 있습니다. 충치가 상아질까지 진행되면 상아세관을 통해 신경에 통증을 전달합니다.

치수의 특징은?

치아의 가장 안쪽에 있는 신경을 치수라고 합니다. 치수에는 신경, 혈관, 림프관 등이 존재합니다. 상아질을 형성하고 치아에 영양을 공급하며 감각을 담당합니다.

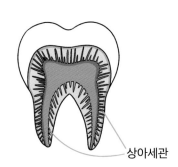

상아세관

치아의 명칭

• 치아의 자세한 명칭은 다음과 같습니다.

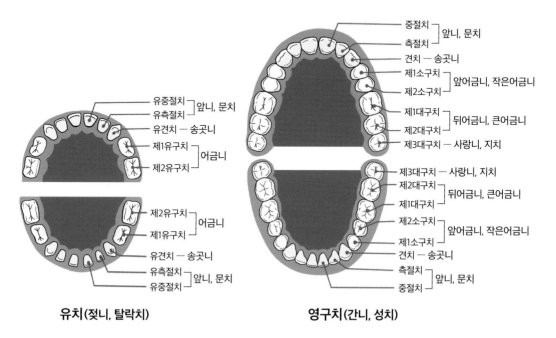

유치(젖니, 탈락치)   **영구치(간니, 성치)**

◉ 부정교합을 뜻하는 치아의 명칭

• **덧니** : 유치를 갈 때 제때에 뽑지 않으면 생긴다고 하여 생긴 말로 가지런하지 않고 유난히 튀어나와 있는 치아를 말합니다. 주로 송곳니라고 부르는 견치가 맹출할 때 공간이 부족해 가지런하게 자리 잡지 못한 경우에 부르게 됩니다.

• **뻐드렁니** : 밖으로 뻗은 이라는 뜻으로 버텅니, 뻐덩니 등의 방언을 사용하는 곳도 있습니다. 보통 토끼이빨이라고 표현하기도 하며 앞니가 툭 튀어나왔을 때 부르게 됩니다.

• **옥니(옹니)** : 안으로 옥게 난 이라는 뜻으로 앞니가 안으로 들어가 보이는 형태일 때 부르게 됩니다.

5. 우리 아이 구강 관리

많은 엄마들이 아이가 이가 나기 시작하면 "언제부터 치과에 가나요?", "아이 치아를 썩지 않게 하려면 어떻게 해야 하나요?" 같은 질문을 합니다. 국가 영유아 구강검진은 생후 18개월부터 시작하는데 이 시기에는 치아가 이미 많이 나와 있습니다. 그러므로 이 시기에 치과를 처음 내원하는 것은 이미 늦었다고 보시면 됩니다. 돌 무렵부터 치과를 내원하여 치과가 무서운 곳이 아니라는 인식을 심어주어 구강검진이 지속적으로 이루어질 수 있도록 해야 합니다. 유아기 우리 아이의 구강에 있어서 가장 중요한 것은 바로 칫솔질의 습관화입니다. 칫솔질이 기분 좋은 일이라는 점, 칫솔질을 꼭 해야 한다는 점을 알려주고 스스로 칫솔질을 할 수 있도록 엄마는 노력해야 합니다.

치과는 언제부터 가야 하나요?

◉ 첫 돌부터 가는 것이 좋습니다

아이의 치아는 어른의 치아보다 더 잘 썩습니다. 그러므로 가능하면 첫 돌 무렵에는 치과에 가는 것이 좋습니다. 물론 돌 무렵에 치과를 방문해도 치아의 개수에 문제가 있다거나 하는 특별한 점을 발견하는 경우는 많지 않습니다. 하지만 반복해서 치과를 방문하면 평생 치과 진료를 받아야 하는 아이에게 치과는 무서운 곳이 아니라는 느낌을 남길 수 있습니다. 치과가 친숙해지면 나중에 필요한 진료를 받기가 수월합니다. 또 아이의 식습관을 점검하고, 충치 예방법이나 치아 관리법을 배울 수

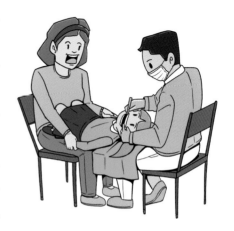

있어서 돌 즈음에 구강검진을 하는 것이 필요합니다.

유아의 구강검진 주기는 3개월입니다

돌이 지나면 어른과 똑같이 식사하고 단 음식에 노출되는 일도 점점 늘어납니다. 그러므로 자주 치과를 방문하여 충치가 있는지 확인하고, 충치가 있다면 가급적 빨리 치료해야 합니다. 치아를 건강하게 유지하려면 올바르게 칫솔질을 하고, 단 것을 적게 먹고, 치과를 자주 방문하여 입안의 상태를 살펴봐야 합니다. 아이마다 성격이 다르고 예쁜 곳이 다르듯이 치아가 나오는 순서나 모양도 다 다르기 때문에, 자주 치과에 방문하여 아이의 입안을 살펴보는 것이 좋습니다. 시기에 맞게 예방하고 치료하는 것이 가장 중요합니다. 그래야 아이의 치아를 건강하게 지켜줄 수 있습니다. 참고로, 치과에서는 성인이 되어서도 6개월에서 1년 주기로 구강검진을 받도록 권하고 있습니다.

국가에서 총 4회 무료로 검진을 해줍니다

국민건강보험공단에서 실시하는 국가 영유아 구강검진은 총 4회 지정된 병·의원에서 무료로 받을 수 있습니다. 문진표(설문지)를 작성해 제출하면 그것을 토대로 치과의사가 진찰합니다. 국가 영유아 구강검진을 통해 충치가 있는지, 구강 위생상태가 어떤지, 치아에 달라붙은 프라그가 있는지 등을 확인할 수 있습니다. 검진 결과에 따라 설탕 섭취, 불소 이용 등 자세한 상담도 받을 수 있습니다. 정해진 시기를 놓치지 않도록 주의해서 꼭 검진을 받으시기 바랍니다.

이 닦기는 이렇게 시작하세요

치아가 나오기 전에는 젖은 거즈로

이가 나오기 전에는 젖은 거즈를 사용하여 아이의 잇몸과 입안을 구석

구석 닦아줍니다. 되도록 빨리 닦기 시작하여 아기에게 입안을 닦아야 한다는 사실을 알려주어야 합니다. 간혹 편하다는 이유로 별 생각 없이 구강 물티슈로 입안을 닦아주는 경우가 있습니다. 물티슈가 깨끗할 것이라는 생각으로 말입니다. 하지만 구강 물티슈를 사용하려면 성분을 꼼꼼히 따져봐야 하므로 권장하지 않습니다.

♀ 치아는 나오는 순간부터 칫솔로 닦아주어야 합니다

치아가 나오면 칫솔로 바꾸어 닦아줍니다. 돌이 한참 지난 아이의 치아를 젖은 거즈나 실리콘으로 된 손가락 칫솔로 닦아주는 경우가 있습니다. 그런데 치아는 평평하지 않습니다. 음식을 씹는 기능과 심미적인 기능을 모두 갖추기 위해 입체적인 모양을 띠고 있습니다. 그래서 젖은 거즈나 실리콘으로 된 손가락 칫솔만으로는 구석구석 깨끗이 닦을 수 없습니다. 치아가 나오면 반드시 불소가 함유된 치약을 묻혀 일반 영유아 칫솔로 닦아주어야 합니다.

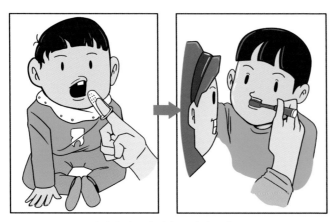

치아가 나오면 칫솔로 바꿔주세요~

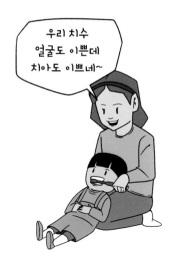

우리 치수 얼굴도 이쁜데 치아도 이쁘네~

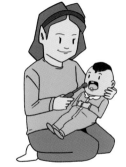

수유 자세로 치아를 닦아주세요

칫솔질을 기분 좋게 느끼게 해주기

6개월 즈음부터 치아가 나오기 시작하면, 잠자기 전 아이의 이를 닦아주며 하루를 마무리합니다. 수유 자세로 닦아주거나 엄마 배에 아이의 머리가 닿도록 눕힌 후 눈을 마주 본 자세로 닦아주면 좋습니다. 입술 안쪽에 손가락을 대어 칫솔이 잇몸에 부딪히지 않도록 한 상태에서 닦아주어야 아이가 아파하지 않습니다. 이때 엄마는 이 닦기에 집중하기보다 "우리 ○○는 치아도 이쁘구나", "역시 우리 ○○가 제일 잘생겼네" 등 아이에게 많은 말을 건네며 아이와 소통해야 합니다. 이 시기에는 치아를 깨끗하게 닦아주는 것이 목적이 아닙니다. 아이에게 이 닦기가 기분 좋은 일이라는 것을 느끼게 해주면 됩니다.

무리하게 시도하면 안 됩니다

이 닦는 것이 싫어서 도망 다니거나 울고 떼쓰는 아이에게 칫솔을 들이밀며 억지로 닦으면 오히려 칫솔질을 더 싫어할 수도 있습니다. 무리해서 닦아주려다 보면 엄마에게도 힘이 들어가 아이가 아파할 수 있고, 이로 인해 이 닦기를 더 싫어하는 악순환이 생깁니다. 이럴 때는 같이 그림책을 보면서, 칫솔질을 하지 않으면 충치가 생긴다는 것을 이해시켜주고, 칫솔질과 관련된 다양한 놀이를 하거나 재미 있는 동영상을 보여주는 것이 도움이 됩니다.

아이가 칫솔질을 싫어하면 그 이유를 생각해보세요

분명 아이가 칫솔질을 싫어하게 된 이유가 있을 것입니다. 예를 들어 엄마가 아이를 눕혀서 이를 닦아줄 때 입안에 침이 너무 많이 고인다거나, 잇몸이나 입안에 칫솔이 닿아 통증을 느낀다거나, 칫솔이 마음에 들지 않을 수도 있습니다. 아이의 입장에서 아이가 왜 칫솔질을 싫어하게 되었는지 생각해보아야 합니다.

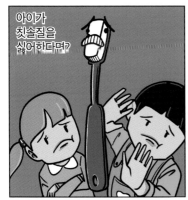

아이가
칫솔질을
싫어한다면?

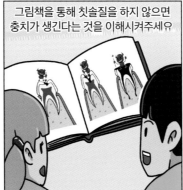

그림책을 통해 칫솔질을 하지 않으면
충치가 생긴다는 것을 이해시켜주세요

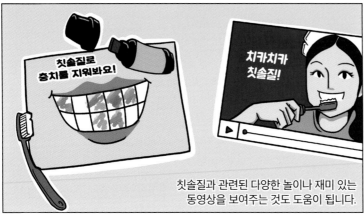

칫솔질로
충치를 지워봐요!

치카치카
칫솔질!

칫솔질과 관련된 다양한 놀이나 재미 있는
동영상을 보여주는 것도 도움이 됩니다.

이 닦기는 습관입니다

📍 하루 두 번, 아이가 스스로 하도록

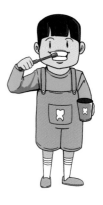

불소가 함유된 치약을 칫솔에 묻혀 하루 두 번, 아이가 스스로 자기 이
를 닦아야 합니다. 엄마가 억지로 닦아주면 칫솔질을 싫어하는 아이가
될지도 모릅니다. 이렇게 한번 말해보십시오. "엄마는 반짝반짝 예쁜
치아를 위해 치카치카 한다~ 우리 ○○이도 한번 해볼까?" 아이의 눈
높이에 맞게 거울을 설치하여 엄마의 칫솔질을 따라하며 흥미를 느끼

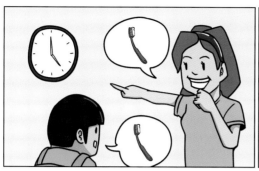

매일 같은 시간에 같은 방법으로 아이에게 칫솔질을
할 수 있도록 전달한다면 결국 아이도
칫솔질은 꼭 해야 하는 습관으로 받아들일 것입니다.

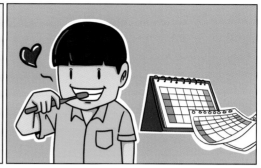

우리 아이가 편안하게 칫솔질을 할 수 있도록
시간을 갖고 기다려줍시다.

도록 유도하는 것도 좋습니다. 모든 아이가 스스로 이를 잘 닦는 것은
아닙니다. 입안에서 칫솔을 씹고 있거나 치약이 묻은 칫솔만 빨고 있는
아이도 있습니다. 아이가 이 닦기에 서툴고 느리다고 해서 화를 내면 안
됩니다. 답답한 마음에 엄마가 나서서 닦아주어서도 안 됩니다. 반드시
아이가 스스로 닦을 수 있게 해야 합니다. 칫솔과 친해지도록 기다려주
어야 합니다. 매일 같은 시간에 같은 방법으로 칫솔질을 반복하면, 결국
아이도 칫솔질은 꼭 해야 하는 습관으로 받아들입니다. 아이가 편안하
게 이를 닦을 수 있도록 시간을 두고 기다려줍시다.

♀ 만 7세 이전에는 도움이 필요하기도 합니다

아이가 일곱 살이 되기 전에는 손동작이 서툴러서 완벽하게 이를 닦는
것이 힘들 수도 있습니다. 이때는 엄마가 마무리로 이를 닦아주어야 합
니다. 아이의 입안이 잘 보이도록 눕히거나 엄마에게 기대게 해서 닦아
주는 것이 좋습니다.

칫솔과 치약 선택하기

어떤 칫솔을 골라야 할까요?

엄마들 사이에 잘 알려진 칫솔이 굉장히 많습니다. 하지만 그 칫솔이 우리 아이에게도 잘 맞는다고 생각하면 잘못입니다. 굳이 특별한 칫솔이 필요하지는 않습니다. 시중에 나와 있는 일반적인 유아용 칫솔 중에 아이의 개월 수나 치아 수에 맞춰 구입하면 됩니다. 유아용 칫솔에는 연령 표시가 되어 있으므로 시기별로 맞춰 쓰면 큰 문제가 없습니다. 보통 일반모와 미세모가 있는데 아이에게는 미세모보다 일반모를 권장합니다.

아이가 좋아하는 칫솔로 자주 바꿔주세요

아이들은 칫솔모가 작고, 부드럽고, 모아져 있는 칫솔을 좋아합니다. 칫솔모가 짧고 길이가 같아야 이를 닦을 때 아프지 않습니다. 하지만 무엇보다도 아이가 좋아하는 캐릭터가 그려진 칫솔, 좋아하는 색깔 칫솔을 스스로 선택하는 것이 가장 좋습니다. 어린이집에서 생일선물로 받은 칫솔, 자기가 직접 고른 칫솔은 얼른 사용해보고 싶기 마련입니다. 아이가 사용할 칫솔을 직접 선택할 수 있게 해주세요.

불소치약을 사용해야 합니다

"만 2세 이전에는 치약을 사용하면 안 된다", "사용하더라도 불소가 함유되지 않은 치약을 사용해야 한다", "불소가 함유되지 않은 삼키는 치약은 사용해도 된다", "치약을 뱉을 수 있을 때 사용해야 한다" 등 치약에 대한 치과의사들의 의견이 다소 다릅니다. 하지만 최근 미국소아치과학회에서는 하루 두 번 아침식사 후와 잠자기 전, 불소가 함유된 치약을 사용히어 칫솔질할 것을 권하고 있습니다.

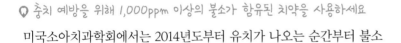

충치 예방을 위해 1,000ppm 이상의 불소가 함유된 치약을 사용하세요

미국소아치과학회에서는 2014년도부터 유치가 나오는 순간부터 불소

아이가 좋아하는 칫솔은?

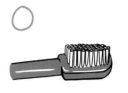

· 칫솔머리가 작다

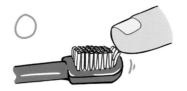

· 칫솔모가 부드럽다

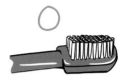

· 칫솔모가 짧고 촘촘하다

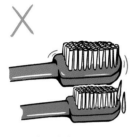

· 칫솔머리가 크다

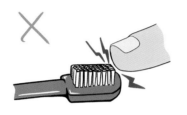

· 칫솔모가 딱딱하다

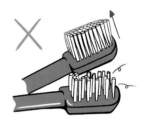

· 칫솔모가 길거나 촘촘하지 않다

치약 사용을 권장했습니다. 또한 세계소아치과학회, 영국국민보건서비스, 미국치과의사협회, 유럽소아치과학회 등에서도 1,000ppm 불소치약을 유치가 나오는 순간부터 하루 2회 쌀알만큼 칫솔에 묻혀 치아를 닦아줄 것을 권장하고 있습니다.

◘ 무불소, 저불소 치약을 사용해도 되나요?

불소함유량이 없는 무불소 치약이나 불소함유량이 500ppm 이하의 저불소 치약은 충치예방 효과가 없습니다. 특히나 충치가 이미 진행된 치아가 있거나 충치 치료를 경험한 경우에는 1,000~1,500ppm의 불소치약을 사용해주는 것이 좋습니다.

◘ 아이들이 어른용 불소치약을 사용해도 되나요?

상관없습니다. 물론 아이의 나이에 맞는 소아용 불소치약을 사용하면 좋겠지만 1,000ppm 이상의 소아용 불소치약을 구입하기 어렵다면 1,000ppm 이상의 불소가 함유된 성인용 불소치약을 사용해도 무관합니다.

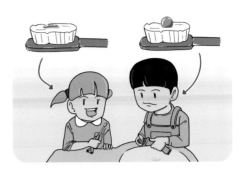

💡 만 2세 이전에는 치약을 쌀알만큼 사용합니다

치약을 뱉어내지 못하는 만 2세 미만의 아이는 칫솔에 치약을 쌀알만큼 묻혀 이를 닦아줍니다. 만 2~5세 아이는 치약을 콩알만큼 짜서 이를 닦아줍니다. 이 시기에는 치약을 뱉어내도록 가르치는 것이 중요합니다. 적은 양의 치약은 삼키더라도 문제가 되지 않으니 걱정하지 마십시오.

잠깐! 의학상식
충치를 예방해주는 자일리톨

• 자일리톨이 들어 있는 치약을 선택해야 하는 이유

자일리톨은 충치를 예방하는 효과가 있습니다. 충치의 원리를 간단히 설명하면 이렇습니다. 단맛이 나는 음식을 먹고 찌꺼기가 치아에 남으면 충치균이 이 찌꺼기를 먹습니다. 이것을 분해하는 과정에서 젖산이라는 것을 만듭니다. 바로 이 젖산에 의해 치아가 부식되는데, 이것을 충치라고 합니다. 그런데 자일리톨은 달달한 성분이기는 하지만 젖산이 만들어지지 않습니다. 결국 입안에 충치균이 살 수 없는 환경이 되어버립니다. 자일리톨은 이렇게 충치균을 없애줌으로써 충치를 예방합니다. 그래서 자일리톨 성분이 들어 있는 치약을 선택하는 것이 좋습니다. 또 자일리톨은 치아를 단단하게 하여 건강하게 만들어주는 효과도 있습니다.

• 치약으로만 자일리톨의 효과를 볼 수 있나요?

아닙니다. 자일리톨은 껌이나 사탕, 가루로도 섭취할 수 있습니다. 하지만 어린아이는 껌을 잘 씹을 수 없고 사탕은 그냥 삼켜버릴 수 있기 때문에, 껌이나 사탕보다는 가루로 섭취하는 것이 좋습니다. 알약 형태는 잘못하면 목에 걸릴 수 있으므로 만 4세 이전에는 절대 주지 말아야 합니다. 그런데 최근에는 자일리톨에 충치예방 효과가 없다는 연구 결과도 있습니다. 아직 논쟁의 여지가 있으므로 조금 더 지켜보아야 합니다.

• 꾸준히 섭취하면 효과가 큽니다

하루 3회 정도 섭취하는 것이 좋습니다. 칫솔질 전후 아무 때나 상관없습니다. 매일 먹으면 효과가 크므로 3개월 이상 계속 섭취하기를 권장합니다. 한 번에 많은 양을 먹으면 배탈이 날 수도 있으니 주의해야 합니다. 또 임신 중에 자일리톨을 섭취하는 것도 좋습니다. 임신 중에 자일리톨을 섭취한 엄마에게 태어난 아이가 그렇지 않은 아이보다 충치를 일으키는 원인균이 더 적다는 연구보고도 있습니다.

달달한 맛을 좋아하는 아이들을 위해 단맛이 나는 어린이 치약이 많이
나와 있습니다. 이 단맛의 성분은 솔비톨과 자일리톨입니다. 솔비톨은
포도당에서 추출한 성분이며 자일리톨은 자작나무, 떡갈나무 같은 식
물에 들어 있는 성분입니다. 아이의 치약으로는 솔비톨보다 충치를 예
방하는 자일리톨이 들어 있는 제품을 선택하는 것이 좋습니다.

이를 제대로 닦아봅시다

많은 엄마들이 아이와 함께 치과를 찾았다가 "아이가 충치는 없지만 치
석이 많네요", "양치질을 잘못하고 있네요"라는 말을 듣고 당황합니다.
"유치원에 다니는 아이도 이를 닦아줘야 한다고요?" 하고 반문하는 엄
마도 있습니다. 어떻게 이를 닦아야 하는지 아는 것은 매우 중요합니다.
올바른 칫솔질 방법으로 제대로 닦아보도록 합시다.

◉ 치아뿐만 아니라 잇몸도 닦아주세요

치아만 닦는 것이 아니라 주변의 잇몸도 함께 닦아주어야 합니다. 치아
는 잇몸을 뚫고 나오는데, 치아가 나오는 잇몸 주위로 프라그가 쌓이기
쉽기 때문입니다. 이가 많이 나지 않았을 때는 치아를 안과 겉으로 나누
어 닦지 않고, 칫솔 사이에 치아를 끼운 후 칫솔을 둥글게 5회 정도 회
전시키듯 닦습니다. 그러면 힘들지 않게 닦아줄 수 있습니다.

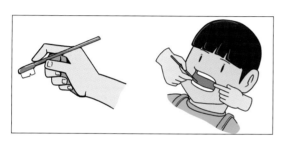

◉ 쓱쓱 옆으로 닦으면 싫어합니다

아이의 치아를 닦아줄 때는 옆으로 쓱쓱 닦
는 것이 아니라, 둥글게 둥글게 치아와 잇몸
이 만나는 부위를 기준으로 치아 면에만 칫
솔 끝이 닿게 해야 합니다. 이때 칫솔은 연필

을 잡듯이 살짝 잡아줍니다. 옆으로 쓱쓱 닦으면 칫솔에 잇몸이 쓸려서 아이가 이 닦기를 거부할 수도 있습니다. 아이의 치아는 굉장히 작아서 처음부터 직접 닦아주기보다는, 엄마의 손톱이나 치아를 대상으로 연습한 후 닦아주는 것이 좋습니다. 엄마가 무릎을 꿇고 앉은 후 허벅지에 아이의 머리를 위치시킨 후 입을 벌리게 하여 닦으면 됩니다.

♀ 칫솔에 물을 묻히지 않습니다

보통 이를 닦을 때 습관적으로 칫솔에 치약을 짠 후 물을 묻힙니다. 하지만 물을 묻히면 치약에서 거품이 많이 생겨 입안에 치약 맛이 오래 남게 됩니다. 치약 맛에 의해 개운함만 생겨 전체 치아를 다 닦지 않은 채 양치질을 일찍 끝내게 되기도 합니다. 또한 치약 성분이 물에 희석되어 이를 닦는 효과가 떨어집니다. 그러므로 잘 마른 칫솔에 치약을 콩알만큼 짠 다음 물을 묻히지 않고 바로 이를 닦아야 합니다.

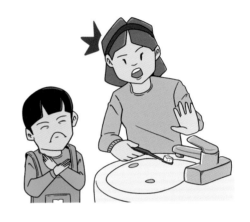

♀ 칫솔을 잡은 손은 힘을 빼고 부드럽게

이를 닦다 보면 팔이 아파서 잠깐 쉬는 경우가 있습니다. 칫솔을 잡은 손에 힘을 꽉 주면 팔이 아픕니다. 또 너무 힘을 주어 닦으면 치약 성분 중의 하나인 마모제에 의해 치아가 닳게 됩니다. 조금씩 치아가 닳다 보면 성인이 되었을 때 치아의 옆면이 V자 모양으로 파이기도 합니다. 그러므로 손에 힘을 빼고 부드럽게 닦는 습관을 들여야 합니다. 올바른 방법으로 이를 닦으면 힘을 들이지 않고도 치아에 달라붙은 프라그를 제거할 수 있습니다. 하지만 치석은 칫솔질로는 없어지지 않습니다. 어린 아이일지라도 치석이 치아에 많이 붙어 있을 때는 스케일링으로 제거해야 합니다. 아이의 치아를 닦아줄 때는 힘을 많이 주지 않은 상태에서 부드럽게 닦아야 아이도 아파하지 않습니다.

치아를 닦는 순서

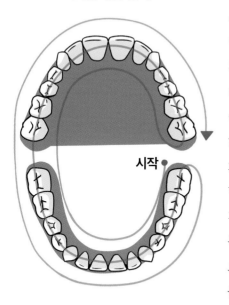

시작

🔍 순서대로 닦아주세요

순서를 정해놓고 이를 닦는 것은 매우 중요합니다. 순서 없이 닦다 보면 어느 순간 '여기를 닦았나?' 하고 헷갈리는 경우가 생깁니다. 그러므로 나름대로 순서를 정해놓아야 합니다. 잘 닦이지 않는 부위인 아래 어금니 안쪽, 아래 앞니 안쪽, 위 어금니 안쪽, 위 앞니 안쪽, 씹는 면, 바깥 면 순서로 닦는 것을 권장합니다. 아래 어금니 안쪽과 앞니 안쪽에는 다른 부위(어금니 바깥쪽이나 씹는 면)에 비해 프라그가 많이 붙어 있으므로 먼저 닦아주는 것이 좋습니다. 위아래의 안쪽 면을 다 닦고 나면 힘이 듭니다. 이때는 닦기 쉬운 씹는 면을 앞뒤로 쓱싹쓱싹 닦으면서 잠시 쉰다고 생각하면 됩니다. 그런 다음 바깥 면을 닦으면 전체 치아를 수월하게 닦을 수 있습니다.

🔍 어떤 방법으로 닦아야 하나요?

아이 스스로 칫솔을 잡고 이를 닦을 수 있게 가르쳐주세요. 유치는 치아가 듬성듬성 있고 많지 않으므로 칫솔을 둥글게 둥글게 돌리는 묘원법(폰즈법)으로, 영구치는 치아가 촘촘하므로 잇몸 사이사이를 닦아줄 수 있는 회전법으로 닦도록 도와주십시오. 물론 꼭 이 방법을 따르지 않아도 됩니다. 중요한 것은 이를 닦는다는 것 그 자체입니다.

🔍 어금니를 닦을 때는 입을 살짝 벌리게 하세요

아이의 치아를 닦아줄 때는 입을 크게 벌리게 합니다. 하지만 입을 크게 벌리면 치아와 볼 사이의 공간이 없어지므로 어금니는 칫솔을 넣어 닦기가 어렵습니다. 그러므로 어금니를 닦을 때는 턱에 약간 힘을 빼고 입을 거의 다물게 한 다음 엄마의 손가락으로 볼 안쪽을 당겨 시야를 확보하면 수월하게 닦아줄 수 있습니다.

이 닦는 방법
― 유치는 둥글게 둥글게 닦아주세요~

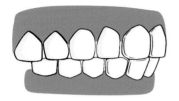

1. 치아를 지그시 뭅니다.

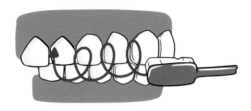

2. 치아에 원을 그리듯 둥글게 둥글게
   칫솔을 돌려가며 닦아줍니다.

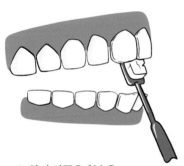

3. 앞니 안쪽은 칫솔을
   세로로 잡고 닦아줍니다.

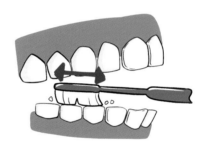

4. 씹는 면은 앞뒤로 칫솔을 움직여
   쓱싹쓱싹 꼼꼼하게 닦아줍니다.

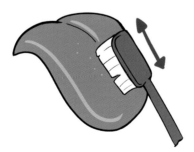

5. 마지막으로 혀도 앞뒤로
   왔다갔다 하며 닦아줍니다.

이 닦는 방법
— 영구치는 손목을 돌려서 닦아주세요~

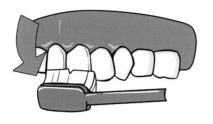

윗니
위에서 아래로 (씹는 면을 향해)
손목을 돌려서 닦아주세요.

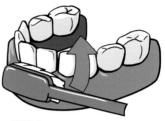

아랫니
아래에서 위로 (씹는 면을 향해)
손목을 돌려서 닦아주세요.

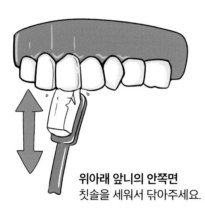

위아래 앞니의 안쪽면
칫솔을 세워서 닦아주세요.

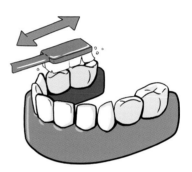

치아의 씹는 면
앞뒤로 움직이며 씹는 면의 홈에
음식물이 남지 않게 깨끗이 닦아
주세요.

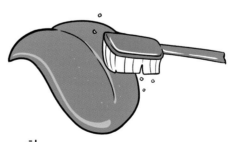

혀
칫솔을 가로로 혀의 안쪽까지 넣어
앞으로 쓸어서 닦아주세요.

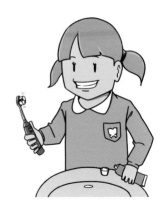

전동칫솔이 더 잘 닦이나요?

손으로 닦는 것이 칫솔질 효과는 제일 좋습니다. 하지만 일반칫솔과 전동칫솔을 함께 사용할 경우 칫솔질 효과가 좋다는 연구보고가 있습니다. 또한 전동칫솔은 칫솔질이 잘 안되거나, 하기 싫어하는 사람에게는 동기유발이 될 수도 있습니다. 단, 전동칫솔을 처음 사용하는 아이에게는 전동칫솔로 치아를 닦는 방법을 알려주고, 장난감이 아닌 칫솔의 한 종류라고 알려주시기 바랍니다.

잠깐! 의학상식

스케일링이 필요한 이유

• 치석이 있으면 아이도 스케일링을 해야 합니다

아이도 스케일링이 필요한 경우가 있습니다. 잠자기 전 음식을 먹고 이를 닦지 않고 그대로 잤다면, 아침에 일어나 입안이 텁텁하고 불쾌합니다. 불쾌함을 느끼는 원인은 음식물 찌꺼기나 침 등의 무기물이 치아의 표면에 달라붙어 있기 때문입니다. 이것을 프라그라고 합니다. 치아에 달라붙은 프라그는 부드러운 칫솔질로도 없앨 수 있습니다. 하지만 24시간 이내에 제거하지 않으면 점점 단단해지기 시작합니다. 이렇게 단단해진 프라그를 치석이라고 합니다. 치석은 주로 치아와 잇몸 사이, 치아의 표면에 생깁니다. 치석을 제거해주지 않으면 잇몸이 빨갛게 붓거나 칫솔질할 때 피가 납니다. 이 상태로 오래 방치하면 치석 안에 있는 세균에 의해 치아를 잡고 있는 뼈가 점점 무너지게 됩니다. 치석은 칫솔질로는 없앨 수 없기 때문에 치과에서 스케일링으로 제거해야 합니다. 간혹 스케일링은 어른만 할 수 있다고 생각하는 엄마들이 있지만, 전혀 그렇지 않습니다. 검진 결과 치석이 있다면 아이도 스케일링을 받아야 합니다.

• 건강보험 적용

스케일링은 2017년 7월부터 만 19세 이상을 대상으로 연 1회 건강보험을 적용하고 있습니다. 초진비를 포함하여 약 1만 5,000원 정도의 비용으로 스케일링을 받을 수 있습니다. 매년 1월 1일부터 12월 31일까지 1년에 1회 건강보험 적용이 가능하니 참고하시기 바랍니다.

칫솔 관리

어느 날 아이가 입안에서 피가 난다며 아파합니다. 울고 있는 아이를 안고 엄마는 무슨 일이 벌어졌는지 몰라 허둥지둥합니다. 이런 상황은 대부분 벌어진 칫솔모가 아이의 잇몸이나 입안의 부드러운 조직에 상처를 입혔기 때문입니다. 벌어진 칫솔모가 입안에 상처를 냅니다. 게다가 벌어진 칫솔로 이를 닦으면 치아와 치아 사이에 칫솔이 들어가지 않아 제대로 닦이지 않습니다. 또한 촘촘한 칫솔모와 완전히 건조되지 않은 칫솔에는 세균이 많습니다. 그러므로 칫솔도 관리가 필요합니다.

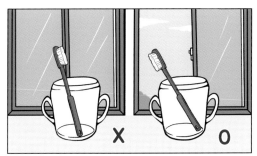

1. 통풍이 잘 되는 곳에 보관해야 합니다.

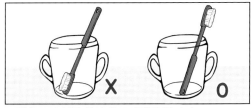

2. 칫솔모가 위를 향하게 보관해야 합니다.

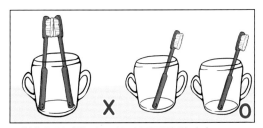

3. 칫솔은 하나씩 따로따로 보관해야 합니다.

깨끗하게 씻어서 보관합니다

이를 닦은 후에는 칫솔을 물에 잘 헹구고 엄지손가락으로 문질러서 깨끗하게 씻습니다. 그런 다음 칫솔에 있는 물기를 세면대에 탁탁 털어 바람이 잘 통하는 창가에 말려줍니다. 칫솔이 바람에 완전히 건조되는 데는 약 하루가 걸립니다. 그러므로 칫솔 2개를 준비하여 번갈아가면서 사용하는 것이 좋습니다. 컵이나 칫솔꽂이에 보관할 때는 칫솔모가 위로 올라오게 해야 하며, 하나씩 따로 보관하는 것이 세균의 이동을 막아줍니다.

완전히 건조하여 사용합니다

최근에는 칫솔 살균기를 사용하는 경우가 늘고 있지만, 여전히 많은 가정에서 칫솔은 화장실 세면대 위에 있는 컵에 꽂아 보관합니다. 칫솔에 물기가 남아 있다면 세균이 살기에 적합한 환경을 만들어주므로 결코 깨끗한 칫솔이 될 수 없습니다. 칫솔에 세균이 살지 않게 하려면 칫솔을 완전히 건조시켜야 합니다. 특히 12개월경에는 아이의 면역력이 떨어지므로 반드시 완전히 건조된 칫솔로 이를 닦아주어야 합니다.

📍 교환 주기는 6~8주입니다

아이의 칫솔은 잘 해지지 않아 계속 사용하는 경우가 많습니다. 하지만 칫솔은 항상 세균에 노출되어 있으므로 2개월마다 교환해주어야 합니다. 또 칫솔모가 휘었거나 옆으로 벌어졌거나 오염되었다면 발견하는 즉시 바꿔주십시오. 참고로 대한치과위생사협회에서는 3, 6, 9, 12월의 2일을 칫솔 교환하는 날로 지정하여 칫솔의 교환을 권고하고 있습니다.

칫솔 관리하는 방법

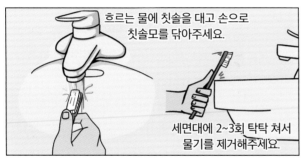

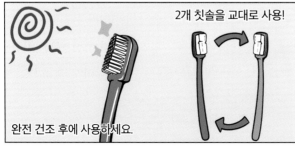

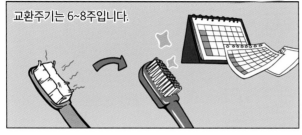

반드시 사용해야 하는 구강 위생용품, 치실

맛있는 고기를 먹고 나오면서 이쑤시개로 이를 쑤시는 아저씨들을 흔하게 볼 수 있습니다. 치아 사이가 바짝 붙어 있거나 잇몸이 내려가 치아 사이에 공간이 생기면 음식물이 쉽게 끼기 때문에 이쑤시개를 사용합니다. 하지만 이쑤시개를 쓰면 잇몸이 더 상할 수 있고 치아 사이에 낀 음식물에 의해 충치가 생길 수도 있으므로 치실이나 치간칫솔을 사용할 것을 권장합니다. 칫솔이 치아의 바깥쪽, 즉 보이는 부분을 닦아준다면 치실은 치아 사이와 잇몸 주변을 닦아줍니다. 많은 사람들이 치실을 사용하면 오히려 잇몸이 상한다거나 치아 사이가 벌어진다고 잘못알고 있습니다. 이것은 사실과 다릅니다. 치실을 사용하면 치아 사이의 충치를 예방할 수 있습니다. 치실은 칫솔과 함께 반드시 사용해야 합니다. 어른뿐만 아니라, 유치가 촘촘하게 난 아이에게도 치실을 사용해주면 충치예방에 도움이 됩니다.

치실은 언제 사용하나요?

치실은 칫솔로는 닦이지 않는 치아 사이의 음식물 찌꺼기나 세균을 제거해줍니다. 칫솔질로는 치아의 바깥쪽과 안쪽에 보이는 부분을 닦을수 있지만, 치아 사이에 끼어 있는 음식물 찌꺼기와 세균은 깨끗하게 제거하기 힘듭니다. 이때 치실을 씁니다. 치아 사이에 낀 고기나 나물 같이 질긴 음식을 제거하는 용도로도 좋습니다.

치실을 사용하면 이가 벌어지나요?

전혀 아닙니다. 치실을 치아 사이에 위에서 아래로 한 번에 힘을 주어 밀어넣으면 순간적인 힘에 의해 잇몸이 눌려 상처가 생길 수도 있습니다. 하지만 치아 면을 감싼 채로 톱질하듯이 조심스럽게 넣은 뒤, 치아를 C자 모양으로 감싸 위아래로 튕기듯이 닦아주면 절대 잇몸에 상처를 내거나 치아 사이가 벌어지지 않습니다. 치실 사용 방법을 참고하여,

치실 사용법

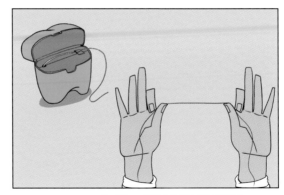

1. 40cm 정도로 치실을 자른다.

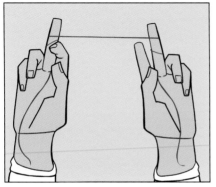

2. 가운뎃손가락에 치실이 5~10cm까지 남을 때까지 감는다.

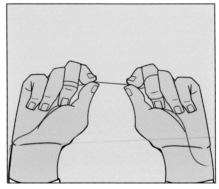

3. 엄지와 검지를 이용해 2~3cm가 되게 짧게 잡는다.

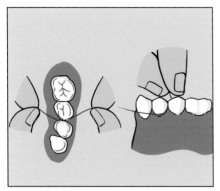

4. 치실을 치아 사이에 톱질하듯 밀어넣고 치아를 C자로 감싸듯 둘러 잇몸 속까지 넣는다.

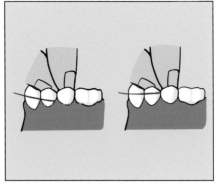

5. 아래에서 위로 튕기듯이 닦아준다. 이 과정을 같은 부위에 5회 이상 반복한다.

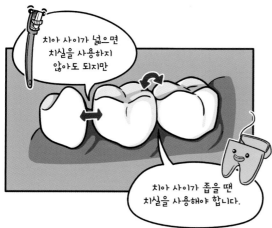

치아 사이가 넓으면 치실을 사용하지 않아도 되지만

치아 사이가 좁을 때 치실을 사용해야 합니다.

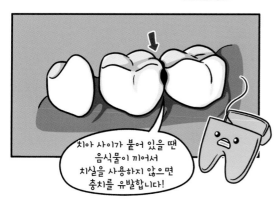

치아 사이가 붙어 있을 땐 음식물이 끼어서 치실을 사용하지 않으면 충치를 유발합니다!

칫솔질을 한 후에는 반드시 치실을 사용하길 권합니다.

◉ 치아 모양에 따라 선택합니다

치아 사이가 넓어서 칫솔이나 치간칫솔로 충분히 치아를 닦을 수 있다면 치실을 사용하지 않아도 좋습니다. 어린아이의 경우 치아 사이의 공간(그림에서 왼쪽 첫 번째 치아와 옆 치아 사이)이 넓다면 굳이 치실을 사용하지 않아도 됩니다. 하지만 유치는 영구치보다 치아 사이가 더 잘 썩어서(그림에서 어금니와 어금니 사이의 충치) 신경치료를 하고 씌우게 되는 경우가 많습니다. 그러므로 치아가 촘촘하게 붙어서 나 있는 경우에는 반드시 치실을 사용해야 합니다.

◉ 아이가 치실과 친해지게 해주세요

치실은 제대로 사용하지 못하면 잇몸에 상처가 생길 수 있으니 치실 사용법을 잘 숙지한 다음 사용해주시기 바랍니다. 또한 손동작이 원활하지 않은 7세 이전의 아이는 엄마가 해주는 것이 좋습니다. 아이가 입안으로 치실이 들어오는 것에 거부감이 있을지도 모르니, 아이에게 치실과 친해질 시간을 충분히 준 후 사용해야 합니다. 최근에는 귀여운 캐릭터 모양 손잡이로 된 치실, 아이나 엄마가 쉽게 사용할 수 있는 유아전용 치실도 나와 있습니다.

◉ 손잡이로 된 치실은 사용하기가 쉽습니다

일반 치실은 엄마가 아이에게 해주기가 쉽지 않습니다. 하지만 손잡이로 된 치실은 엄마가 쉽게 사용할 수 있으므로 보다 수월하게 아이의 치아 사이를 닦아줄 수 있을 것입니다.

• 사용방법은 다음과 같습니다.

손잡이 치실 사용 방법

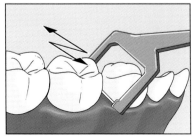

1. 치아 사이에 부드럽게 밀어넣습니다.

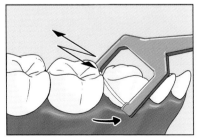

2. 앞 치아의 뒤쪽 부분 잇몸을 부드럽게
위 아래로 왕복하여 닦아줍니다.

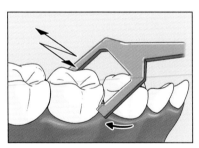

3. 뒤 치아의 앞쪽 부분 잇몸을 부드럽게
위 아래로 왕복하여 닦아줍니다.

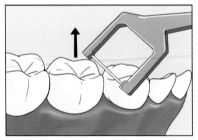

4. 치아와 같은 방향으로 빼내줍니다.

6. 구강에 좋은 습관, 나쁜 습관

"습관은 나무껍질에 새겨놓은 문자 같아서 그 나무가 자랄수록 더 커진다"는 말이 있습니다. 이처럼 나쁜 습관은 문제가 더 커지기 전에 어릴 때 고쳐주는 것이 좋습니다. 구강에 나쁜 영향을 주는 습관들도 있습니다. 이갈이, 손톱 물어뜯기, 입술 뜯기, 입 호흡, 손가락 빨기, 혀로 치아 밀기, 턱 괴기 등입니다. 나쁜 습관이 계속되면 치아를 감싸고 있는 주변 근육의 힘이 강해지거나 약해지면서 균형이 깨지게 됩니다. 부정교합, 얼굴 비대칭, 턱관절 장애 등이 생깁니다. 이런 습관은 구강뿐만 아니라 성장에도 좋지 않은 영향을 줍니다. 몸에 다른 문제가 생길 수도 있습니다. 입 호흡 때문에 생기는 아데노이드 편도, 수면의 질이 떨어져 밤에 실수를 하는 야뇨증, 잘 때 기도가 좁아 숨 쉬기 힘들어지는 수면 무호흡, 수면 부족으로 인한 성장저하, 학습주의력 결핍, 만성피로 등이 그것입니다.

건강한 구강은 좋은 습관에서 비롯됩니다

📍 구강근기능요법에 대해 알아봅시다

구강에 나쁜 습관을 고치려면 아이에게 동기유발을 해주는 것이 중요합니다. 나쁜 습관을 가진 아이는 올바른 혀의 위치, 호흡법, 삼키는 방법 등을 제대로 알지 못하는 경우가 많습니다. 나쁜 습관이 치아 모양과 얼굴 모양, 성장에 영향을 주는 이유를 자세히 아는 것이 중요합니다. 치과에서 올바른 혀의 위치, 숨 쉬는 법, 삼키는 법 등을 배워 건강한 구강을 지키는 방법을 아는 것이 필요합니다. 이것을 구강근기능요법이라고 합니다. 반복해서 훈련하여 혀, 뺨, 입술 근육에 힘을 길러주는 운동입니다. 이 훈련은 구강 건강을 지켜주는 바른 습관 운동입니다.

⚲ 구강근육 운동, 어렵지 않습니다

구강근기능요법이라고 하여 거창해 보이지만 그렇게 어렵지 않습니다.
잘 씹고, 잘 삼키고, 혀를 올바른 위치에 올리고, 코로 숨 쉬는 습관을
들이고, 구강에 나쁜 습관을 하지 않는 것입니다.

⚲ 잘 씹는 방법

아이에게는 씹는 경험이 중요합니다. 4세가 되면 씹지 못하는 음식이
거의 없어야 합니다. 시기에 맞지 않게 묽은 이유식을 계속 주고, 스스
로 먹을 기회를 주지 않고 엄마가 먹여주고, 간식과 식사의 구분이 없는
식사 습관 때문에 아이의 씹기 능력이 떨어지는 경우가 많습니다. 씹기

잘 씹는 방법

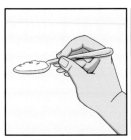

1. 음식물은 입술을 다물 수
있는 양으로 먹습니다.

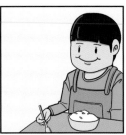

2. 바른 자세로 먹습니다.

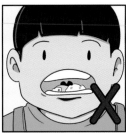

3. 음식물을 한 입 넣고 삼킬 때
까지 입을 벌리지 않습니다.

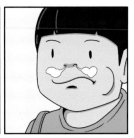

4. 음식을 씹을 때
코로 숨을 쉽니다.

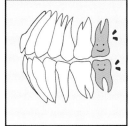

5. 씹는 것은 양쪽 큰 어금니로
많이 씹습니다.

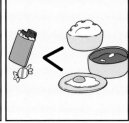

6. 간식은 조금만 주고
식사가 주가 되어야 합니다.

7. 식사시간은 30분을 넘기
지 않습니다.

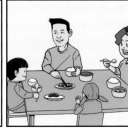

8. 가족이 함께 식사합니다.

능력이 떨어지면 씹기에 흥미를 잃고 쉽게 마시는 액체음료만 먹으려 합니다. 씹기 능력이 떨어지지 않도록 꾸준한 관심이 필요합니다.

♀ 잘 삼키는 방법

음식물을 삼키는 데 걸리는 시간은 보통 5~10초입니다. 삼키기를 잘하지 못하는 데는 여러 이유가 있습니다. 아이들이 삼키기를 못 하는 이유로는 이유식을 주는 방법이 적절하지 못했거나, 컵을 사용하는 시기가 늦었거나, 식사 습관이 잘못되었거나, 먹는 방법이 잘못된 경우가 있습니다. 혀에 힘주는 것을 잘하지 못하거나, 입술 자체에 힘이 없거나, 충치가 심해 잘 씹지 못할 때도 단숨에 삼키지 못합니다. 삼키기가 힘들어지면 음식물을 거부하여 성장이 늦어지고, 체중이 잘 늘지 않으며, 대인관계를 힘들어하고, 자존감이 떨어지게 됩니다.

잘 삼키는 방법

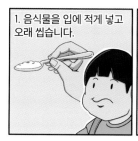
1. 음식물을 입에 적게 넣고 오래 씹습니다.

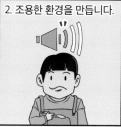
2. 조용한 환경을 만듭니다.

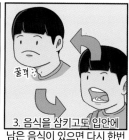
3. 음식을 삼키고도 입안에 남은 음식이 있으면 다시 한번 삼키고 다음 음식을 먹습니다.

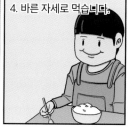
4. 바른 자세로 먹습니다.

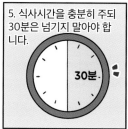
5. 식사시간을 충분히 주되 30분은 넘기지 말아야 합니다.

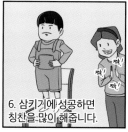
6. 삼키기에 성공하면 칭찬을 많이 해줍니다.

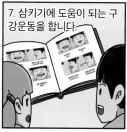
7. 삼키기에 도움이 되는 구강운동을 합니다.

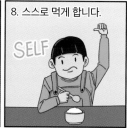
8. 스스로 먹게 합니다.

혀를 올바른 위치에 두는 방법

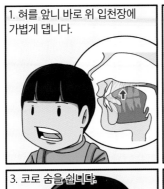

1. 혀를 앞니 바로 위 입천장에 가볍게 댑니다.

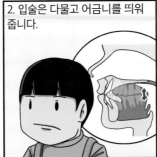

2. 입술은 다물고 어금니를 띄워 줍니다.

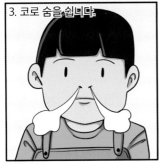

3. 코로 숨을 쉽니다.

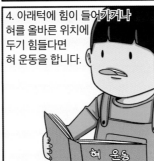

4. 아래턱에 힘이 들어가거나 혀를 올바른 위치에 두기 힘들다면 혀 운동을 합니다.

🔍 혀를 올바른 위치에 두는 방법

편안하게 있을 때 혀의 위치는 정해져 있습니다. 앞니 바로 뒤 잇몸에 가볍게 대고 있어야 합니다. 음식물을 씹거나 삼킬 때 혀의 역할은 대단히 중요합니다. 혀를 어디에 두고 있느냐에 따라 얼굴 모양이 변합니다. 혀끝으로 윗니를 계속해서 밀면 앞니가 튀어나오고, 아랫니를 밀면 주걱턱이 되기 쉽습니다. 혀에 힘이 없으면 코골이, 수면 무호흡 등 수면 장애가 생길 수 있습니다.

🔍 코로 숨 쉬는 방법

입으로 숨을 쉬는 아이들이 생각보다 꽤 많습니다. 숨 쉬기도 훈련이 필요합니다. 비염이 있거나 편도선이 크면 입으로 숨을 쉬는 경우가 많습니다. 이때는 이비인후과에서 치료를 받으며 코로 숨을 쉬는 습관을 들

코로 숨을 쉬는 방법

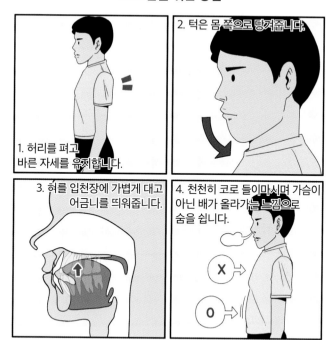

여야 합니다. 코로 숨을 쉬면 콧속의 필터들이 바이러스나 먼지로부터 우리 몸을 보호합니다. 그러나 입으로 숨을 쉬면 바이러스나 먼지가 입 안으로 바로 들어오면서 여러 가지 문제를 낳습니다.

구강에 나쁜 습관 ① : 입 호흡

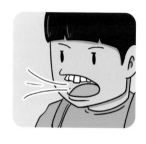

엄마와 함께 버스를 타고 가는 6살쯤 된 아이가 있습니다. 창밖을 바라보는데 입을 '혜~' 하고 멍하게 앉아 있는 것을 보니 입으로 숨을 쉬는 것 같습니다. 이런 아이들이 생각보다 꽤 많습니다. 공기를 들이마시고 내쉬는 호흡은 코와 입으로 할 수 있습니다. 코는 콧속의 점막이나 코털이 공기 중 먼지나 바이러스를 걸러주므로 호흡하기 가장 좋은 기관입니다. 코가 말썽이면 어쩔 수 없이 입으로 숨을 쉬게 됩니다. 버스를 탄 아이는 입으로 숨을 쉬는 것으로 보아 코가 막혔거나, 코에는 문제가 없는데 입으로 숨 쉬는 습관이 있을 것입니다. 입 호흡은 건조하고 차가운 공기가 그대로 기관지나 폐로 들어가므로 아이에게나 어른에게나 좋지 않습니다. 아이가 평상시 입을 벌리고 숨을 쉬지 않나요? TV 볼 때, 말을 하지 않고 있을 때, 잠을 잘 때 아이의 입이 벌어져 있는지 확인해보십시오. 일시적인 입 호흡은 크게 문제되지 않습니다. 습관으로 굳어진 입 호흡이 문제가 됩니다. 입 호흡이 지속되면 얼굴 모양이 변하고 치아가 틀어지는 등 여러 문제가 생길 수 있습니다.

◎ 반드시 코로 숨을 쉬어야 합니다

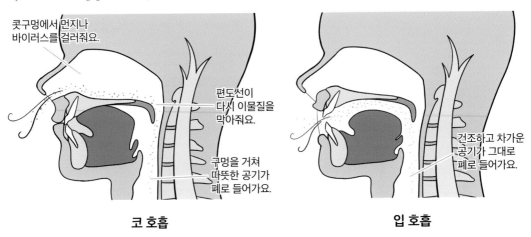

코 호흡　　　　　　　　**입 호흡**

• **코는 잡균과 먼지를 걸러줍니다**　콧속의 코털과 콧물은 일종의 1차 공기청정기입니다. 잡균과 먼지를 콧속에 있는 섬모가 잡아내고, 코털이 더 이상 안으로 못 들어오게 합니다. 1차로 걸러진 잡균과 이물질들은 편도선에서 2차로 다시 한번 걸러줍니다. 이렇게 두 번 걸러지는 공기는 기관지와 폐로 가는 잡균과 먼지를 최소화해줍니다. 그러므로 반드시 코로 숨을 쉬어야 합니다. 입으로 숨을 쉬면 잡균과 이물질이 바로 폐로 들어가 미세먼지를 마시는 것과 비슷해집니다.

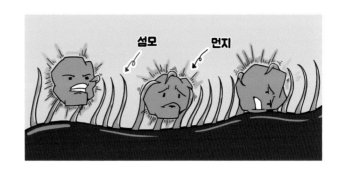

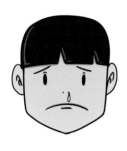

💡 입 호흡은 왜 하게 되나요?

• **비염이나 축농증** 평소 아이가 코감기나 비염을 달고 산다면, 입 호흡이 습관이 되기 때문에 문제가 됩니다. 코뼈가 휘었거나 콧속에 물혹이 있어도 입으로 숨을 쉽니다. 코에서 폐로 이어지는 숨길을 기도라고 하는데, 기도가 좁거나 막혀서 코로 숨 쉬기 어려워도 입 호흡을 합니다. 입천장 폭이 좁은 경우, 편도선이 큰 경우, 혀에 힘이 없어 혀가 목 뒤로 밀려난 경우 기도가 막혀 코로 숨 쉬기 어렵습니다.

• **구강과 얼굴 생김새 때문에 입이 잘 다물어지지 않는 경우** 앞으로 튀어나온 앞니, 심한 무턱, 짧은 윗입술 소대, 늘어진 윗입술이나 뒤집어진 아랫입술은 힘을 주지 않는 이상 입이 저절로 다물어지지 않습니다. 이런 문제를 빨리 알고 잘 대처하면 어릴 때 아이가 힘들지 않게 입으로 호흡하는 습관을 고칠 수 있습니다.

💡 입 호흡을 계속하면 어떤 문제가 생기나요?

• **구강과 얼굴 모양이 변합니다** 입 호흡을 계속하면 앞니가 돌출되면서 입이 잘 다물어지지 않아 혀와 입 주위 근육에 탄력이 없어집니다. 혀는 평상시 입천장에 위치해서 목구멍을 막아 입 호흡을 막는 것이 정상입니다. 하지만 입으로 숨을 쉬면 혀가 호흡을 방해하지 않기 위해 아랫니에 위치해 자연스럽게 아랫니를 밀게 됩니다. 그 결과 혀가 밀어버린 아랫니가 뻐드러지고 혀가 뒤로 처지면서 무턱처럼 턱이 좁아집니다. 혀

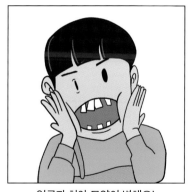

얼굴과 치아 모양이 변해요!

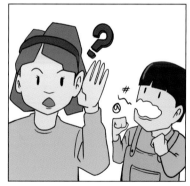

발음이 부정확해져요!

가 있어야 할 입천장은 폭이 좁아지고 치아가 위치할 공간이 없어져 앞
니도 툭 튀어나옵니다. 이런 얼굴 모양을 아데노이드형 얼굴(adenoid
face)이라고 합니다. 윗입술이 짧고 처져 있으며 입술이 다물어지지 않
고 폭이 좁고 긴 얼굴입니다. 원래 아데노이드형 얼굴이라는 이름은 코
뒤에 있는 아데노이드 편도가 부으면 입 호흡을 하게 된 데서 유래했습
니다. 아데노이드 편도가 부은 것뿐만 아니라 입으로 숨을 쉬어 얼굴 모
양이 변한 것을 뜻합니다.

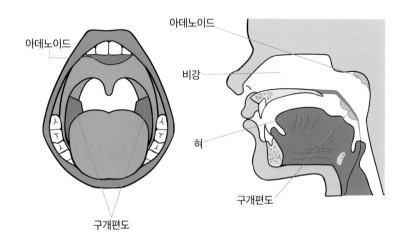

아데노이드

구개편도

아데노이드

비강

혀

구개편도

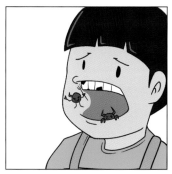
충치가 잘 생겨요.

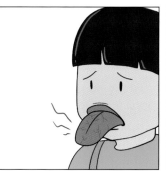
압안이 건조해져요.

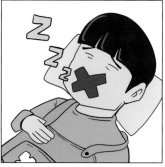
수면 무호흡이 잘 생겨요.

• **충치가 생기고 입냄새가 납니다** 입으로 호흡하면 입안이 건조해지면서 촉촉해야 할 입안에 침 물청소가 제대로 되지 않습니다. 그러면 세균이 번식해 잇몸병, 충치, 혀의 하얀 설태, 입냄새가 잘 생깁니다. 입냄새는 또래 아이들에게 놀림감이 되기 쉬워 아이가 사회성이 떨어질 수 있습니다. 입안으로 차고 마른 공기가 바로 들어가면서 기관지와 폐도 차갑게 메마르기 때문에 감기에 잘 걸립니다.

• **기도가 좁아지면서 몸에 다른 문제가 생깁니다** 좁아진 기도를 열기 위해 목을 앞으로 빼는 거북목이 되기 쉽습니다. 미국치과학회에서는 입 호흡이 혈중산소 수치를 낮게 해 고혈압, 심장기능 저하를 유발한다고 발표했습니다. 또 잘 때 혀에 힘이 없어 뒤로 처지기 때문에 기도를 막아 코골이, 수면 무호흡 등 수면장애의 원인이 됩니다. 잠을 못 자니 키가 안 크고 무기력하며 집중이 잘 안 됩니다. 이처럼 입 호흡만 고쳐도 아이가 잘 자고 잘 클 수 있습니다.

◉ 입 호흡은 어떻게 치료하나요?

• **다른 치료와 병행해야 합니다** 아데노이드, 편도선 비대, 알레르기성 비염, 휘어 있는 코뼈 등 코와 관련된 질환은 이비인후과나 소아과에서 치료가 필요합니다. 치과에서는 아이의 치아, 턱뼈의 성장을 평가해 위턱의 폭이 좁은 경우에는 확장하여 치아의 맞물림을 맞추는 교정치료를

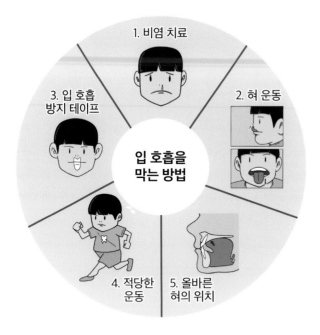

입 호흡을 막는 방법

1. 비염 치료
2. 혀 운동
3. 입 호흡 방지 테이프
4. 적당한 운동
5. 올바른 혀의 위치

합니다. 확장 교정치료를 하면 입천장의 폭이 넓어지면서 기도가 넓어지고 비염이 개선되기도 합니다. 또한 습관으로 굳어진 입술과 혀의 위치를 올바르게 하는 훈련을 하거나 훈련 장치를 사용합니다.

• **가정에서 부모의 역할이 중요합니다** 가정에서 아이의 입 호흡을 막는데 필요한 조치를 해야 합니다. 잘 때 입술이 잘 닫히도록 도와주는 구강호흡 테이프나 보조 장치를 사용합니다. 베개를 높게 하면 입이 더 벌어지므로 너무 높지 않게 하는 것도 방법입니다. 입안이 잘 마르므로 가습기를 사용하여 습도를 올려주는 것이 좋습니다. 운동을 통해 체력을 길러주는 것도 좋습니다.

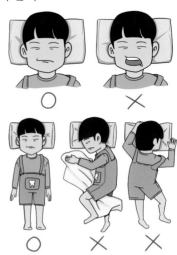

• **아이가 어떻게 자는지 잘 관찰해야 합니다** 먼저 아이가 입을 벌리고 자는지 확인해야 합니다. 옆으로 자거나 엎드려 사면 입 호흡을 하기 쉬워집니다. 천장을 보고 반듯하게 자는 것이 가장 좋습니다. 물론 약간씩 좌우로 움직이며 자는 것은 괜찮습니다. 중요한 것은 아이가 바로 누워서 코로 숨 쉬는 습관을 들이는 것입니다.

구강에 나쁜 습관 ② : 이갈이

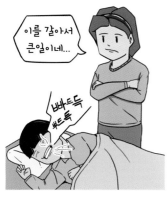

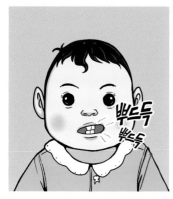

아이들은 자면서 키도 크고 면역력도 생깁니다. 그만큼 잠이 보약입니다. 아이가 밤에 잘 자나요? 잠버릇은 없나요? 자면서 이를 갈지는 않나요? 잠버릇 중에 이를 좌우로 갈면서 꽉 무는 것이 이갈이입니다. 이갈이는 어른보다 아이에게 훨씬 많이 나타납니다. 주로 유전, 스트레스, 불안 때문입니다. 아래턱이 유독 작은 무턱이거나 일부 중이염이 잘 생기는 아이에게는, 잘 때 코로 숨을 쉬기 힘들기 때문에 기도를 넓혀 호흡을 편하게 하려는 행동으로 나타나기도 합니다. 어릴 때 이를 갈면 성인이 되어서도 지속되는 경우가 많아 아이가 평소 이를 가는지 주의 깊게 살펴봐야 합니다.

치아가 위아래 2개만 있어도 이갈이를 합니다

생후 8~9개월경 위아래 2개의 유치가 나면 이를 가는 아이도 있습니다. 많은 엄마들이 아이가 밤에만 이를 간다고 생각하지만 사실 그렇지 않습니다. 이갈이는 낮에도 합니다. 입 안쪽 볼살을 씹거나 연필을 씹는 것도 이갈이의 하나입니다. 이를 꽉 악무는 것도 이갈이라 할 수 있습니다.

이갈이가 계속되면 어떤 문제가 생기나요?

• **이가 시리고 자칫 깨지기도 합니다** 이를 갈 때는 자기도 모르게 평소 씹는 힘의 2~10배 이상이 됩니다. 이것이 지속되면 치아가 닳아 표면이 서서히 깎입니다. 갑자기 아프지는 않지만, 치아 속의 신경이 노출되어 시릴 수 있습니다. 심하면 실금이 가고 깨지기도 합니다.

• **사각턱이 되기 쉽습니다** 이가 옆으로 계속 움직이면 아래턱 근육이 자극되고 뭉치면서 커집니다. 아래턱과 머리에 있는 씹기 근육이 뭉치면 네모진 사각턱이 됩니다. 두통을 호소하기도 합니다. 심한 경우에는 턱

관절에 문제가 생겨 입이 잘 안 벌어지거나 턱 주변에 통증이 옵니다. 밤에 이를 갈면 수면의 질이 떨어져 피곤하고 아침에 쉽게 일어나지 못합니다.

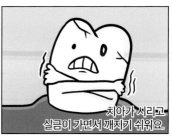
이갈이가 계속되면 생기는 문제들

치아가 시리고 실금이 가면서 깨지기 쉬워요.

💡 치료는 어떻게 하나요?

• **안정장치로 치아를 보호합니다** 치아끼리 닿아 더 이상 마모되지 않도록 해야 합니다. 윗니와 아랫니가 닿지 않도록 마우스피스처럼 생긴 교합안정장치를 착용합니다. 하지만 이 치료는 치아 대신 장치를 갈도록 하는 것이어서 예방 효과가 있을 뿐 이갈이 자체를 고치지는 못합니다. 어른은 씹기 근육의 힘을 줄여주기 위해 보톡스를 근육에 주입하기도 하지만, 아이에게는 보톡스 치료를 권장하지 않습니다.

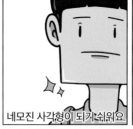
네모진 사각형이 되기 쉬워요.

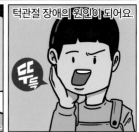
턱관절 장애의 원인이 되어요.

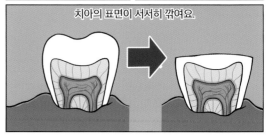
치아의 표면이 서서히 깎여요.

• **아이의 정서적 안정이 필요합니다** 이갈이의 주원인은 스트레스입니다. 아이에게 지나치게 학습을 강요하면 안 됩니다. 아이가 실수하더라도 너무 혼내지 않아야 합니다. 아이들은 뛰어놀아야 합니다. 신나게 뛰어놀게 해주십시오. 아이가 생각하는 것을 마음에 담아두지 않도록 충분히 대화하는 것도 중요합니다. 불안하고 초조하고 우울한 감정은 이갈이를 악화시킵니다.

• **이갈이를 한다고 모두 치료받아야 하는 것은 아닙니다** 다만 이갈이 때문에 생기는 치아의 깎임, 치아 맞물림 이상, 두통, 턱관절 장애 등 부작용이 있는지 확인하는 것이 좋습니다. 이를 많이 가는 아이는 확인을 위해 3~6개월에 한 번씩 치과에 가서 점검해야 합니다.

이갈이의 치료

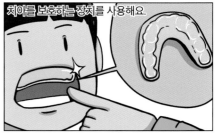
치아를 보호하는 장치를 사용해요.

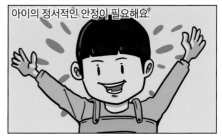
아이의 정서적인 안정이 필요해요.

구강에 나쁜 습관 ③ : 손가락 빨기

"세 살 버릇 여든까지 간다"는 속담이 있습니다. 잘못된 습관이 생기면 그만큼 고치기 어렵다는 말입니다. 고치기 어려운 나쁜 습관 중 하나가 바로 손가락 빨기입니다. 손가락 빨기는 뱃속

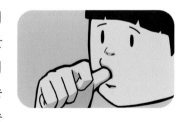

에서도 하는 자연스러운 본능입니다. 태어나서부터 3세까지는 손가락을 빨아도 크게 문제되지 않습니다. 하지만 4~5세가 되어서도 손가락을 빤다면 문제가 있습니다. 많은 아이들이 손가락을 빠는 나쁜 습관을 가지고 있습니다. 엄마의 걱정도 그만큼 큽니다. 이 습관이 굳어지지 않도록 관심과 사랑으로 아이의 마음을 알아주는 것이 중요합니다.

♀ 손가락 빨기는 본능입니다

손가락 빨기는 엄마 뱃속에서부터 합니다. 엄마 뱃속에서 태아는 7개월경부터 본능적으로 젖을 먹을 준비를 합니다. 손가락이나 발가락이 입 근처로 오면 빠는 모습을 보입니다. 생후 3~4개월 무렵에는 손에 잡히는 모든 것을 입으로 가져가 탐색합니다. 손가락이나 주먹을 입안에 가득 넣고 빠는 경우가 많은데, 아이들은 무언가를 빨면서 세상을 느낍니다. 손의 활동이 조절되는 6~7개월부터는 손에 잡히는 물건을 핥거나 빨면서 놉니다. 첫돌 전에 아이들이 손가락을 빠는 것은 본능이자 지극히 자연스러운 일이므로 못하게 하는 것은 좋지 않습니다. 대부분 3~4세경부터 서서히 없어집니다. 3세 이후의 아이가 아직도 손가락을 빨고 있다면 다른 이유가 있다고 봐야 합니다. 또 좋아하는 인형이나 천, 이불을 잡고 빨기도 합니다. 애착형성이 된 사물을 잡고 손을 빨면 안정을 느끼는 아이들이 있습니다. 이런 애착행동을 못하게 하면 잠을 안 자거나 불안해하기도 합니다.

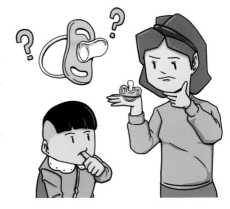

💡 미리 공갈 젖꼭지를 물리면 도움이 될까요?

- **공갈 젖꼭지를 물릴 필요는 없습니다** 아기가 칭얼거리면 공갈 젖꼭지부터 물리는 엄마가 있는데, 손가락 빨기는 자연스러운 본능입니다. 미리 나쁜 습관을 차단하려고 공갈 젖꼭지를 물리는 것은 좋지 않습니다. 오히려 나중에 공갈 젖꼭지를 떼고 나면 허전함을 느껴 손가락을 빨기 시작할지도 모릅니다.

💡 3살이 지나도 손가락을 계속 빨면 어떻게 되나요?

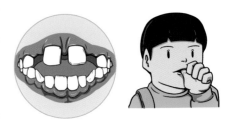

- **부정교합이 생길 수 있습니다** 아이들은 주로 엄지손가락을 빱니다. 습관으로 굳어지면 위턱 앞니는 앞으로 튀어나오고, 아래턱 앞니는 뒤로 들어가는 부정교합이 됩니다. 어금니도 혀 쪽으로 기울어지면서 턱의 폭이 좁아지는 부정교합이 나타납니다. 검지를 빠는 경우, 엄지를 빠는 것과 반대의 치아 모양이 되기도 합니다.

- **입이 다물어지지 않아 입 호흡을 하기 쉽습니다** 윗니와 아랫니가 다물어지지 않고 입술이 벌어져 입으로 호흡하게 됩니다.

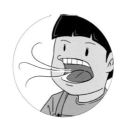

💡 어떻게 지도해야 하나요?

- **인내심을 가져야 합니다** 만 3세 전에 손가락을 빠는 것은 정상입니다. 만 3세가 지나서도 손가락을 빤다고 계속해서 다그치고 안 된다는 말을 반복하면 소극적인 아이로 변하기 쉽습니다. 인내심을 가지고 아이를 지켜봐야 합니다. 어떤 상황에서 아이가 손을 빠는지 알아두십시오. 아이마다 손을 빠는 상황은 조금씩 다를 수 있습니다. 습관 교정책을 읽어주는 것도 한 방법입니다.

- **양손을 이용하는 장난감을 갖고 놀게 해주세요** 손가락을 지나치게 많이 빠는 아이에게는 장난감으로 관심을 끌어 손을 빠는 것을 잊게 해주십

시오. 그렇다고 지켜보고 있다가 손가락이 입에 들어가는 순간 장난감을 쥐여주면 스트레스를 받기 쉬우므로 조심해야 합니다.

• **열심히 뛰어놀게 해주세요** 신나게 노는 것을 싫어하는 아이는 없습니다. 또래 친구들과 노는 시간을 늘려주십시오.

• **부모의 사랑이 필요합니다** 아이의 정서 안정에 가장 좋은 것은 부모의 사랑입니다. 야단치고 약 바르는 방법보다는 아이의 말에 귀 기울여주고 더 많이 안아주고 사랑한다고 말해주세요.

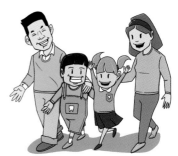

🔎 손가락을 심하게 빨아서 부정교합이 시작된 것 같아요

• **습관차단장치를 사용합니다** 치과에서 제작하는 대표적인 손가락 빨기 습관차단장치는 두 가지입니다. 아이가 스스로 꼈다 뺐다 할 수 있는 장치와 치아에 완전히 고정하는 장치입니다. 꼈다 뺐다 하는 장치는 스스로 조절할 수 있고 위생관리에도 좋습니다. 하지만 협조도가 낮은 6세 이하 아이에게는 추천하지 않습니다. 치아에 고정하는 장치는 효과를 확실하게 볼 수 있으나, 계속 입안에 있어서 아이가 스트레스를 받을 수 있습니다. 장치를 선택하기 전에 아이의 연령, 치열, 습관 등을 치과의사와 충분히 상의한 후 결정하십시오.

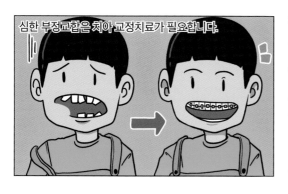

심한 부정교합은 치아 교정치료가 필요합니다.

• **심하면 치아 교정치료를 합니다** 위턱의 앞니가 앞으로 툭 튀어나오고 아래턱이 뒤로 들어가면서 틀어진 부정교합은 치아 교정치료를 합니다. 좁아진 위턱의 폭을 넓혀주는 치료를 하기도 합니다. 손가락을 빨면 위턱 앞니가 나오면서 폭이 좁아지기 때문입니다. (자세한 내용은 136쪽 <부정교합과 치아교정>편을 참고하십시오.)

손가락 빤다고 이런 것 절대로 하지 마세요~

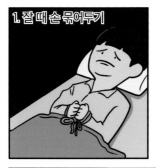

1. 잘 때 손 묶어두기

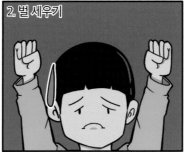

2. 벌 세우기

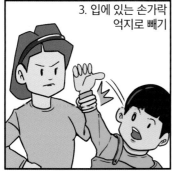

3. 입에 있는 손가락 억지로 빼기

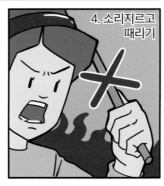

4. 소리지르고 때리기

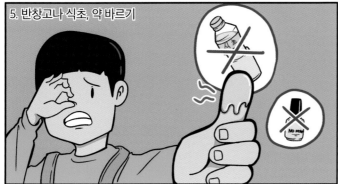

5. 반창고나 식초, 약 바르기

손가락 빨기 습관차단 장치 사용해도 될까?

손가락 빨기 습관차단장치를 사용해도 될지 궁금해하는 엄마들이 많습니다. 아이가 손을 너무 심하게 빨아 손가락에 피가 나고 짓무를 정도라면 한번 시도해볼 수 있습니다. 단, 아이에게 충분히 이해시키고 시작해야 합니다. 또 장치를 사용하다가 아이의 거부로 한동안 중단했다 다시 시작하면, 아이가 스트레스를 더 받으므로 주의해야 합니다.

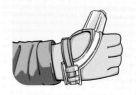

구강에 나쁜 습관 ④ : 손톱 물어뜯기

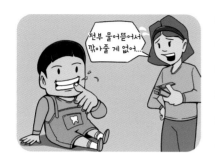

아이 손톱을 깎아주려고 봤는데 물어뜯어서 깎아줄 손톱이 없다면 당황스러울 것 같습니다. '아이가 스트레스를 많이 받아서 손톱을 물어뜯는 건 아닐까?', '아이가 힘들어하는 걱정거리가 있는 건 아닐까?' 여러 가지 생각이 듭니다. 엄마도 그만큼 아이의 행동에 스트레스를 받습니다. 손톱을 물어뜯는 행동은 욕구불만을 표출하는 것으로, 심리적 긴장감을 해소하기 위한 일종의 행동장애입니다. 손톱을 물어뜯는 것 외에도 여러 형태로 나타납니다. 손톱은 물론 발톱, 팔, 손, 손가락, 입술을 물어뜯는 아이도 있습니다. 손톱 물어뜯기는 어느 연령에서나 나타나지만, 보통 4~5세부터 시작되며 성인기까지 계속되기도 합니다.

🔍 손톱 물어뜯기는 왜 하나요?

아이의 성향에 따라 다르기 때문에, 성향을 고려해 원인이 무엇인지 잘 알아야 합니다. 심리적 안정을 원하거나, 완벽주의가 있어서 본인이 계획한 것에서 어긋나면 안 되거나, 예민하고 인내심이 적어 화를 잘 내거나, 경쟁심이 강해 긴장을 잘하는 아이가 주로 손톱을 물어뜯습니다. 이

잠깐! 의학상식

손톱에 대하여

손톱은 대부분 케라틴이라는 단백질로 이루어져 있습니다. 단단한 구조를 유지하고 손끝을 보호하는 기능을 합니다. 또 손에 어떤 물체가 닿았을 때 인지하게 합니다. 손톱은 대체로 하루에 0.1mm씩 자라고 한 달이면 3~5mm가 자라는데, 연령마다 개인마다 차이가 있습니다. 자라난 손톱을 자유연이라고 합니다.

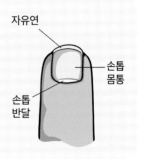

렇듯 성향에 따라 차이는 있지만 심리적인 원인이 가장 큽니다. 또 다른 가족 구성원이 하는 행동을 보고 모방하는 경우도 있습니다. 평소 아이 성향을 고려해 언제 손톱을 물어뜯는지 살펴봐야 합니다.

♀ 손톱을 물어뜯으면 어떤 문제가 생기나요?

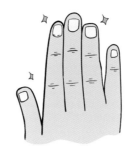
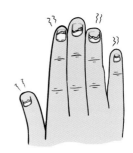

• **손톱에 염증이 생길 수 있습니다** 손톱을 물어뜯으면 손톱 크기가 줄어들거나 손톱이 부분적으로 없어지고 쭈글쭈글한 빨래판 모양이 되기도 합니다. 손톱 주위에 염증이 생기고, 손톱을 만드는 세포를 형성하는 부분까지도 손상시킬 수 있습니다. 그러면 손톱이 더 이상 자라지 않게 됩니다.

• **부정교합을 일으킵니다** 지속적으로 손톱을 물어뜯으면, 손톱의 모양은 물론 치아의 모양도 서서히 변하게 됩니다. 주로 앞니가 앞으로 뻐드러지는 모양을 띠게 되는데, 앞니가 앞으로 튀어나오면 입이 잘 다물어지지 않습니다. 입이 잘 다물어지지 않으면 입 호흡을 하게 될 가능성이 높습니다.
(입 호흡의 문제점은 <구강에 나쁜 습관 ① : 입 호흡>편을 참고하십시오.)

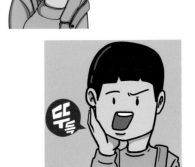

• **턱관절 장애를 일으킵니다** 손톱을 뜯으면 앞니끼리 맞닿게 됩니다. 이런 동작이 반복되면 지속적으로 턱에 힘이 가해져 턱관절 장애를 일으킬 수 있습니다.

☆ 손톱 물어뜯지 않게 하려고 이런 것 절대 하지 마세요
— 혼내고 때리기
— 손에 반창고 붙이기
— 큰소리로 다그치면서 손톱 물어뜯지 말라고 하기
— 식초나 빨간약 바르기

- **아이가 심리적으로 불안한지 살펴보세요** 불안한 아이는 손톱을 물어뜯으면서 불안함을 해소하려 합니다. 부모 사이가 좋고 아이가 친구들과 유대관계가 깊어지면 저절로 좋아집니다. 가족 간에 사이가 좋지 않고 대화가 없으면 손톱 물어뜯기에 더 집착하게 됩니다.

- **경쟁심이 강하고 완벽주의 성향이 있다면** 지나친 경쟁심은 자신뿐 아니라 다른 사람에게도 해가 될 수 있습니다. 유난히 이기고 싶어 하고, 잘난 척하고, 자기중심적으로 행동하는 아이가 있습니다. 게임을 하더라도 자기가 이겨야 끝을 내는 아이는 친구들도 멀리 하려 합니다. 사실 경쟁심은 나쁜 것이 아닙니다. 잘하려는 태도는 인생을 살아가는 데 중요한 자산이 됩니다. 이럴 때는 스포츠를 가르쳐주는 것도 한 방법입니다. 적당한 활동과 더불어 게임의 법칙을 배우는 데는 스포츠가 가장 좋습니다. 아이들은 스포츠를 통해 이기는 것보다 참여하고 즐기는 것이 더 중요하다는 사실을 배웁니다. 졌을 때 화를 내면서 감정을 주체하지 못하는 아이에게, 야단을 치거나 앞으로는 같이 게임을 하지 않겠다고 다그치면 상처받을 수 있으므로 주의해야 합니다. 평소 부모가 아이와 게임을 자주 하면서 졌을 때 감정을 다스리는 법을 가르치는 것이 좋습니다. 지기 싫어하는 아이의 모습이 바로 부모 자신의 모습은 아닌지 돌이켜보세요. 말로는 최선을 다하는 것이 중요하다고 하면서도, 우리 아이가 다른 아이보다 뒤처지는 것을 못 참는 부모가 많습니다. 이기는 사람이 있으면 지는 사람도 있게 마련입니다.

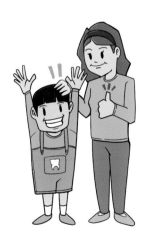

- **소극적인 아이에게 칭찬보다 더 좋은 것은 없습니다** 아이에게 칭찬을 자주 해주세요. 특히 소극적이고 자신감이 떨어진 아이에게는 적극적으로 칭찬해주는 것이 좋습니다. 단, 칭찬받을 일을 한 경우에만 칭찬해야 합니다. 아무리 조그만 일이라도 상관없습니다. 잘못된 행동을 할 때는 지적해주어야 하지만, 야단치는 것은 가능하면 적게 하는 것이 좋습니다. 사랑과 칭찬을 많이 받은 아이는 자연스럽게 다른 사람을 사랑하고 칭찬할 줄 알게 됩니다.

손톱 뜯기를 못 하도록 하는 방법

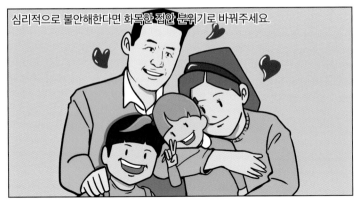

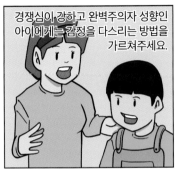

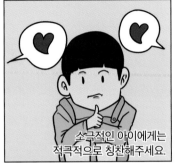

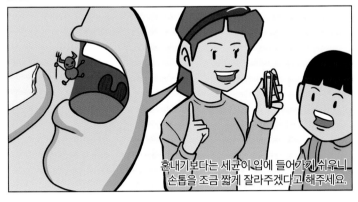

• **부모가 집착하면 아이는 더 집착합니다** 부모가 손톱 물어뜯기에 지나치게 집착하면 아이는 더 집착합니다. 무의식중에 손톱을 뜯다가 자기 행동을 알아채고는 '엄마에게 또 혼나겠지' 생각하면서 죄책감을 가집니다. 손톱을 물어뜯지 말라고 말하기보다 "세균이 입에 들어가니 손톱을 조금 짧게 잘라줄게"라고 해주세요. 손톱을 기르면 스티커를 모아서 상을 주겠다고 하는 것도 방법입니다.

구강에 나쁜 습관 ⑤ : 혀로 치아 밀기

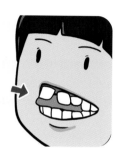

'혀로 치아를 민다고 별일 있겠어?'라고 생각하기 쉽지만 그렇지 않습니다. 혀는 대부분 근육으로 이루어져 있어서 힘이 좋습니다. 심심해서 습관처럼 혀로 치아를 미는 아이가 있습니다. 또 잘못된 삼키기 습관으로 혀로 치아를 밀기도 합니다. 이것이 계속되면, 치아는 혀가 미는 방향으로 서서히 움직입니다. 결국 치아가 앞으로 뻐드러지는, 일명 돌출입이 됩니다. 돌출입은 앞니가 앞으로 뻐드러지면서 나타나며, 뾰족하며 폭이 좁은 악궁이 특징입니다. 돌출이 심해 앞니끼리 닿지 않을 때는 'ㅅ'을 'th'로 발음하게 됩니다. 또 입을 다문 채 코로 숨을 쉬어야 하는데, 앞니가 다물어지지 않아 벌어진 치아 사이로 숨을 쉬는 입 호흡을 하게 됩니다. 이렇듯 혀가 치아를 미는 힘으로 인해 구강에 다양한 변화가 일어납니다. 입으로 숨을 쉬면 충치를 비롯해 비염, 잇몸 질환, 편도선 비대, 아데노이드, 수면장애 등 전신질환으로 이어질 수 있습니다. 그러므로 혀로 치아를 미는 습관은 반드시 개선해야 합니다.

💡 혀로 치아를 미는 이유는 무엇인가요?

• **젖을 먹는 신생아에게는 본능입니다** 아기들은 혀로 치아 앞쪽을 밀어 젖을 삼킵니다. 이후 유치가 나오는 과정에서 서서히 어른처럼 삼키게 됩니다.

• **시기에 맞지 않는 이유식** 시기에 적절하지 않은 이유식을 먹이거나 컵을 늦게 사용하면 혀로 치아를 미는 습관이 남기 쉽습니다. 시기에 맞게 이유식을 준비하세요. 그러면 혀로 치아를 미는 습관을 예방할 수 있습니다.

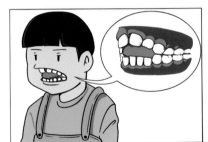

• **앞니에 심한 부정교합이 있으면** 어떠한 원인에 의해 위아래 앞니가 맞닿지 않아 공간이 있을 때, 그 공간에 혀를 위치시켜 혀로 치아 밀기를 하는 경우가 있습니다.

○ 혀로 치아 밀기를 계속하면 어떤 문제가 생기나요?

• **부정교합이 되기 쉽습니다** 혀는 치아를 움직이게 할 정도로 힘이 셉니다. 사람은 하루에 보통 1,000번 정도 침을 삼키는데, 삼킬 때마다 혀가 지속적으로 치아를 밀게 되면 치아의 위치가 서서히 변합니다. 위아래 앞니의 틈이 벌어지고 앞으로 뻐드러지기도 하는 부정교합이 되기 쉽습니다.

• **발음에도 문제가 생깁니다** 앞니의 틈이 벌어지면서 'ㅅ' 발음이 어려워 'th'로 발음하게 됩니다. 예를 들면 '버스'를 '버뜨'라고 발음하는 것입니다. 발음에 문제가 생기면 아이의 사회성을 저하시켜 소극적인 아이가 될 수 있습니다.

• **입으로 숨을 쉬게 됩니다** 앞니가 위아래로 벌어지면서 입술이 다물어지지 않아 입 호흡을 하게 됩니다. 입 호흡을 하면 여러 문제가 생깁니다. (입 호흡의 문제점은 <구강의 나쁜 습관 ① : 입 호흡>편을 참고하세요.)

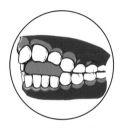
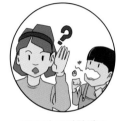
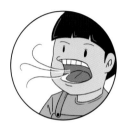

치아 위치가 변해요   발음이 부정확해요   입으로 숨 쉬기 쉬워요

혀로 치아를 밀고 있는지 다음과 같이 점검해보세요

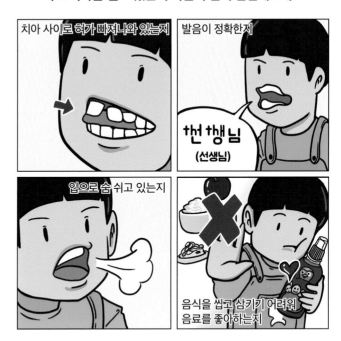

치아 사이로 혀가 빠져나와 있는지

발음이 정확한지

짼 햄님
(선생님)

입으로 숨 쉬고 있는지

음식을 씹고 삼키기 어려워
음료를 좋아하는지

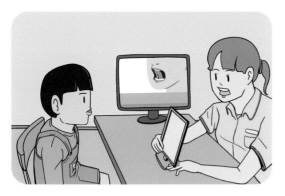

📍 치료는 어떻게 하나요?

• **혀, 입술 근육 훈련을 합니다** 근력운동을 하면 몸에 근육이 생기고 단단해지는 것처럼, 혀를 올바른 위치에 놓는 훈련을 하면 서서히 좋아집니다.

• **습관차단장치를 사용하기도 합니다** 습관차단장치는 혀로 치아를 밀면 자극이 되어 밀어내지 못하도록 하는 장치입니다. 이 장치는 습관이 심한 경우에만 사용합니다. 아이에게 충분히 설명하여 장치를 사용하는 목적을 이해시키고 시작해야 거부감이 없고 스트레스를 받지 않습니다.

• **치아 교정치료를 합니다** 부정교합을 개선하는 치아 교정치료를 합니

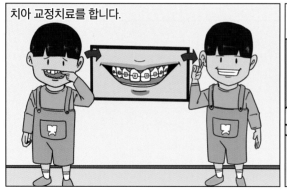

치아 교정치료를 합니다.

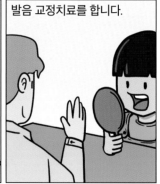

발음 교정치료를 합니다.

다. 중요한 것은 부정교합과 구강 주변 근육 훈련을 동시에 진행해야 재 발하지 않는다는 점입니다. 특히 혀로 치아를 밀어 앞니가 툭 튀어나온 돌출입은 위턱의 폭이 좁은 경우가 대부분입니다. 이때는 치아 교정치 료 전에 위턱의 폭을 넓히는 장치를 착용하여 넓혀준 후 치아 교정치료 를 시작합니다.

• **발음을 교정하는 언어치료가 필요하기도 합니다**　치아교정과 구강 주변 근육훈련을 해도 발음이 나아지지 않으면 발음을 교정하는 치료를 받 기도 합니다.

❓ 집에서는 어떻게 해줘야 할까요?

• **혀, 입술 근육 훈련을 열심히**　치과에서 가르쳐주는 혀, 입술 근육 훈련 을 배워 열심히 해야 합니다. 가정에서도 꾸준히 해야 효과가 있습니다. 아이가 평소 열심히 하는지 점검하고 혀 운동을 일상화하는 것이 가장 중요합니다.

• **섬유질이 많이 들어 있는 채소를 주어야 합니다**　오래 씹는 습관은 턱뼈를 올바르게 성장하게 하며, 혀가 잘 발달하도록 합니다. 햄버거, 피자처럼 씹지 않고 삼킬 수 있는 부드러운 음식에는 섬유질이 있지 않으므로 오 래 씹지 않게 됩니다. 섬유질이 많이 들어 있고 영양소가 풍부한 건강한 먹거리, 채소를 골고루 먹도록 해야 합니다.

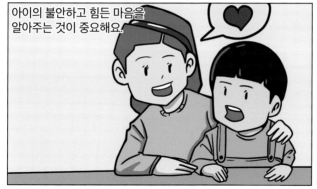
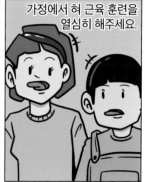

- **아이의 불안이나 스트레스를 이해해주어야 합니다** 동생이 태어났다거나, 수업이 어렵다거나, 친구들과 관계가 원만하지 못하거나, 부모의 사이가 좋지 않으면 아이가 힘들어합니다. 대화, 놀이, 여행 등을 통해 아이의 불안하고 힘든 마음을 헤아리고 알아주는 것이 가장 중요합니다.

혀, 입술 근육 훈련

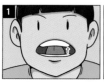

혀 끝을 위 앞니 안쪽에 대고 밀기

혀를 코 끝에 댄다는 느낌으로 쭉 내밀기

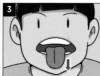

혀를 턱 끝에 댄다는 느낌으로 쭉 내밀기

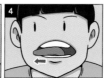

혀를 오른쪽으로 내밀기

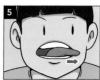

혀를 왼쪽으로 내밀기

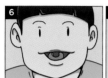

혀를 동그랗게 말기

혀를 내밀어 숟가락에 수직으로 갖다 대기

입술로 숟가락 물기 (치아로 물지 않기)

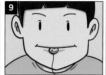

실에 꿴 단추를 입술로 문 뒤 실 잡아당기기

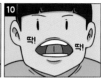

혀를 차면서 딱! 소리 내기

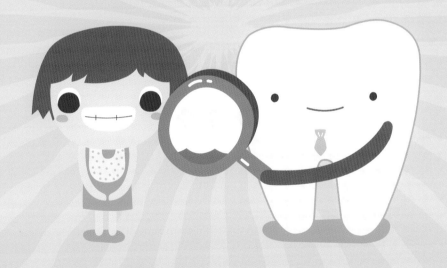

제2부

100세까지 지키기 위한
여러 가지 치과 진료

1. 충치

아이가 예쁘다고 뽀뽀를 많이 해주시나요? 사랑스런 아이를 바라보면 엄마도 모르게 뽀뽀를 하게 되지만, 사실 뽀뽀는 굉장히 위험한 행동입니다. 엄마의 입속에 있는 충치균이 아이의 입안으로 옮겨지기 때문입니다. 충치는 세균에 의한 전염성 질병입니다. 3개월 된 아이의 입안에서 충치균이 발견되는 것도 이러한 이유입니다. 또한 밤중 수유를 하는 아이는 모유나 우유를 입안에 머금고 있는 시간이 길기에 충치가 발생할 가능성이 높습니다. 유치가 나오기 전에 반드시 밤중 수유를 끊어야 합니다. 밤중 수유를 하는 아이는 위쪽 앞니 사이에 충치가 많이 생기고, 음식을 씹지 않고 입 속에 오래 물고 있는 아이는 어금니 사이에 주로 충치가 생깁니다. 입으로 숨 쉬는 아이는 코로 숨 쉬는 아이보다 전체적으로 충치가 더 잘 생깁니다. 이러한 특징을 고려하여 아이에게 충치가 생기지 않도록 예방해주어야 합니다.

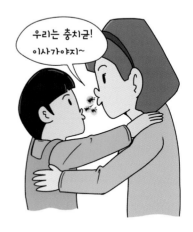

우리는 충치균! 이사가야지~

충치는 왜 생기나요?

📍 입속 세균 때문입니다

충치는 입안에 있는 세균에 의해 산이 생성되어 치아가 파괴되는 가장 대표적인 구강질환입니다. 입안 세균 중 가장 대표적인 것은 뮤탄스입니다. 어떤 음식을 먹든 치아에 음식물 찌꺼기가 달라붙게 마련인데, 세균이 이것을 먹고 산을 뿜어내면서 충치가 생깁니다. 요즘 아이들은 단 음식을 자주 먹는 편이므로 충치가 많이 생깁니다.

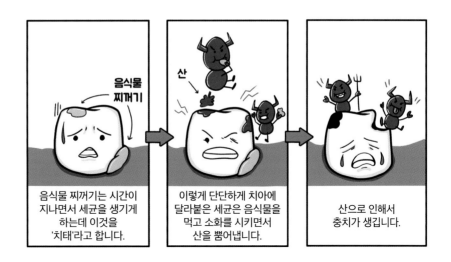

음식물 찌꺼기는 시간이 지나면서 세균을 생기게 하는데 이것을 '치태'라고 합니다.

이렇게 단단하게 치아에 달라붙은 세균은 음식물을 먹고 소화를 시키면서 산을 뿜어냅니다.

산으로 인해서 충치가 생깁니다.

📍 수유를 오래하면 위쪽 앞니에 충치가 생깁니다

수유로 인해 나타나는 충치를 '유아기 우식증'이라고 합니다. 유아기 우식증은 젖병을 사용하지 않고 모유를 먹이는 아이에게도 똑같이 나타납니다. 유아기 우식증은 유치의 위쪽 앞니에 잘 생깁니다. 위쪽 앞니는 침의 분비가 적고 치아와 입술 사이가 가까워 젖이 오래 머물기 때문입니다. 아이가 젖을 먹으면서 잠이 들 때 많이 나타납니다. 젖을 자주 먹거나 이유식으로 바꾸는 시기가 늦어져 수유 기간이 너무 길어도 발생합니다. 특히 아기가 자면서 젖을 먹으면 침이 적게 나와 충치가 잘 생깁니다.

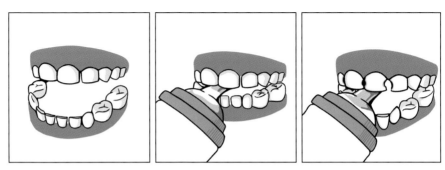

수유로 인한 충치는 위쪽 앞니에 생깁니다.

🔎 엄마나 양육자에게서 충치균이 전염됩니다

전염되어 들어온 충치균은 아이의 입안에 살다가 이를 잘 닦지 않고 단음식을 너무 많이 먹으면 치아를 썩게 합니다. 그러므로 엄마는 이를 잘 닦고, 아이 음식에 침이 닿지 않도록 해야 합니다. 아이에게 뽀뽀할 때도 충치균이 전염되지 않는다는 보장이 없습니다. 그러니 아이가 예쁘다고 입에다가 뽀뽀하지 마십시오.

🔎 입으로 숨을 쉬면 충치가 잘 생깁니다

아이가 TV를 보거나 잠 잘 때 입을 벌리고 있지 않은지 지켜보세요. 평소에 입으로 숨을 쉬면 입안이 점점 마르게 됩니다. 침은 입속 세균을 물청소하는 기능을 합니다. 입이 말라버리면 물청소가 안 되면서 세균이 번식하기 아주 좋은 환경이 됩니다. 또 입을 벌리고 있는 시간이 많으면 각종 이물질과 세균이 바로 입안으로 쉽게 들어가므로 충치가 더 잘 생깁니다.

🔎 음식물을 입안에 오래 물고 있으면 충치가 잘 생깁니다

흔히 초콜릿이 달아서 치아에 안 좋다고 생각하지만, 사실 초콜릿보다 더 안 좋은 음식은 떡이나 젤리 같은 끈적끈적한 음식입니다. 초콜릿은 입안에서 쉽게 녹으므로 제거되지만, 끈적끈적한 음식은 치아에 달라붙어 잘 떨어지지 않아 더 해롭습니다. 물론 초콜릿도 쉬지 않고 먹는다면 당연히 좋지 않습니다. 이런 점에서 밥 먹을 때 음식물을 삼키지 않고 계속 물고 있는 습관은 매우 좋지 않습니다. 그러므로 충치가 잘 생기는 끈적끈적한 음식물을 먹었을 때는 칫솔질을 하도록 해야 합니다. 음식물을 씹으면서 열심히 일한 치아에도 쉴 수 있는 시간을 주세요.

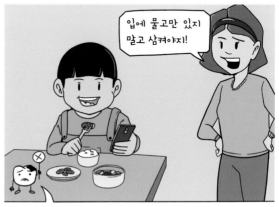

음식을 먹으면서 핸드폰을 보거나 텔레비전을 보는 습관은 음식물을 입에 오래 물고 있게 해서 충치가 잘 생겨요.

수유 중인 아기도 충치 관리를 해야 합니다

◉ 수유 시간을 지켜야 합니다

수유 시간에 맞춰 모유나 분유를 먹여야 충치가 생길 확률이 낮아집니다. 아기가 밤에 운다거나 잠투정을 한다고 수시로 수유를 하면 충치가 잘 생기므로 하지 않는 것이 좋습니다. 밤에 젖을 물고 자면 당분이 밤새 입안에 남아 아기의 치아를 갉아먹기 때문입니다.

◉ 밤중 수유는 유치가 나오기 전에 끊어야 합니다

치아가 나오기 전에는 충치를 걱정할 필요가 없습니다. 문제는 치아가 나왔는데도 밤중 수유를 하는 것입니다. 그러면 치아가 몽땅 썩을 테니 말입니다. 그렇다고 밤중에 칫솔질하기란 정말로 쉬운 일이 아닙니다.

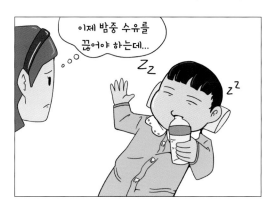

오히려 입안을 닦아주다가 아기가 잠에서 깨기 때문에 숙면을 취하기 어렵습니다. 충치가 걱정된다고 아이의 단잠을 방해하는 것이 더 안 좋은 일입니다. 그러므로 치아가 나오기 전 적당한 시기에 밤중 수유를 끊는 것이 가장 좋은 방법입니다. 만약 밤중에 수유하는 습관을 고치기 어렵다면, 아기가 아침에 일어났을 때 입안을 닦아주는 것이 좋습니다.

◉ 모유든 분유든 입안을 잘 닦아주어야 합니다

모유 수유가 치아 건강에 더 좋지만, 그렇다고 모유가 충치를 예방하는 것은 아닙니다. 밤중 수유가 계속된다면 모유 수유를 해도 충치가 생깁니다. 분유가 충치를 잘 생기게 하는 것도 아닙니다. 초콜릿, 사탕 같은 식품이 충치를 잘 생기게 합니다. 어떤 수유 방법이든 젖을 먹고 나서 닦아주지 않는다면 이가 썩기는 마찬가지입니다.

충치가 잘 생기는 부위

음식물이 잘 끼고 칫솔질을 해도 깨끗하게 닦이지 않는 곳, 깊고 좁은 홈이 있는 치아 면에는 세균이 숨어 있기 좋습니다. 또 음식물이 잘 끼고 칫솔질을 해도 깨끗하게 닦이지 않아 충치가 생기기 쉽습니다. 주로 어금니의 씹는 면이 그렇습니다. 치아와 치아 사이, 치아와 잇몸 사이도 음식물이 잘 끼고 닦기 어려워 충치가 생기기 쉽습니다. 처음 치아가 나오면서 잇몸에 덮인 부위, 나온 지 얼마 안 된 치아도 마찬가지입니다. 치아 사이에 있는 충치는 커지기 전까지 발견하기 어려우니 정기적으로 치과 검진을 해야 합니다.

충치가 잘 생기는 부위

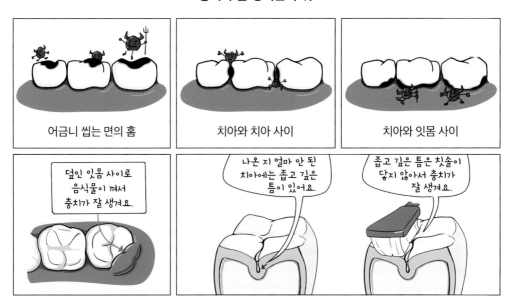

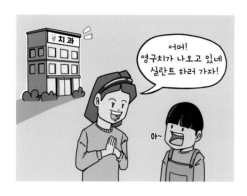

충치를 예방하는 방법

영구치는 평생 써야 하는 치아입니다. 만 6세가 되면 '6세 구치'라는 영구치가 유치 옆에 나옵니다. 그런데 이 치아는 완전히 나오기도 전에 썩는 경우가 많습니다. 영구치는 유치와 다르게 크기도 크고, 씹는 면에 많은 홈이 있습니다. 칫솔이 이 홈의 안쪽까지 닿지 않아 칫솔질을 제대로 하지 못하면 프라그가 그대로 남아 충치가 생깁니다. 또 이미 나온 치아와 나오고 있는 치아의 높이가 같지 않으므로 칫솔이 구석구석 닿지 않아 나오면서 썩게 됩니다. 만 6세가 되면 새로운 치아가 나온다는 사실을 엄마가 알고 있어야 합니다. 실제로 새로 나온 치아에 관심이 없는 엄마들이 많습니다. "저게 영구치라고요?", "어차피 빠질 치아인데 꼭 치료해야 하나요?"라고 질문하는 경우가 적지 않습니다. 아이의 입안을 자주 들여다보고, 새로 나오는 치아에 관심을 가져주세요. 충치를 예방하는 방법은 이 닦기, 실란트, 불소도포 등이 있습니다.

1. 실란트란 무엇인가?

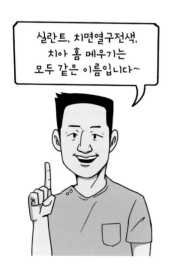

💡 치아의 홈을 메워 프라그가 쌓이지 않게 하는 것

실란트는 치아가 썩지 않도록 해주는 예방치료 가운데 하나입니다. 치아에 있는 홈에 프라그가 쌓이고, 이 프라그가 칫솔질로 제거되지 않을 때 충치가 생깁니다. 그래서 처음부터 프라그가 쌓이지 않도록 치아의 홈을 아예 메워주는 것입니다. 그러므로 실란트는 충치가 없는 깨끗한 치아에만 가능합니다. 실란트의 예방 효과는 영구치에서 60~90% 이상입니다. 12세 아이에게 충치가 발생하는 데 가장 큰 영향을 미치는 것이 '6세 구치'의 실란트 시

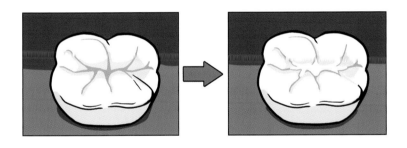

술 여부라고 밝힌 논문도 있습니다. 최근에는 불소가 함유된 실란트(글라스아이오노머 계열)도 있어서 충치 예방효과가 더 커졌습니다.

🔍 학교에서 실시하는 실란트도 안심하고 받으세요

학교나 보건소에서 실시하는 실란트를 받아도 되는지 묻는 엄마들이 많습니다. 학교에서 실시하는 실란트도 치과의사와 치과위생사가 처치하므로 안심하고 받으셔도 됩니다. 국가에서 실시하는 구강보건사업의 하나이며, 절대 대충 하지 않습니다. 보건소와 구강보건실을 운영하는 학교에서는 무료로 실란트를 받을 수 있습니다. 학교에서 실시하는 실란트는 80%의 충치 예방효과가 있습니다.

🔍 어금니에는 반드시 해주어야 합니다

영구치인 큰어금니 2개는 반드시 실란트를 해주십시오. 영구치는 음식을 씹는 역할을 합니다. 음식을 씹다 보니 치아의 홈에 잘게 부서진 음식물 찌꺼기가 잘 낍니다. 그래서 다른 치아에 비해 씹는 면에 충치가 생길 확률이 높습니다. 그러므로 어금니에는 반드시 실란트를 하여 충치를 예방해주십시오. 특히 첫 번째 큰어금니는 만 6세 즈음 나와 평생 동안 사용합니다. 아이가 단 음식이나 끈적끈적한 젤리 등을 좋아한다면, 작은 어금니에도 실란트를 하여 충치를 미리 예방하는 것이 좋습니다. 단, 작은 어금니는 건강보험공단의 혜택을 받을 수 없습니다.

2013년 5월 6일부터 국민건강보험이 적용되었습니다. 대상은 만 6세 이상 만 18세 미만이며, 영구치 큰어금니 2개(6세 구치, 12세 구치), 총 8개의 치아가 해당됩니다. 충치가 있는 치아는 대상에서 제외되니 충치가 생기기 전에 실란트를 받아야 국민건강보험 적용을 받을 수 있습니다. 2년에 1회 적용되며, 만 6세에 실란트를 한 치아는 2년 후인 만 8세에 보험 혜택을 받을 수 있습니다. 2년 이내에 실란트가 탈락된 경우에는 기본 진료비만으로 다시 치료받을 수 있습니다. 2017년 10월부터는 본인 부담금이 10%로 줄어들어서 더 저렴한 비용으로 가능해졌습니다.

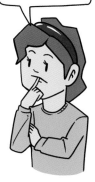

- 18세 미만의 어린이
- 제1, 2대구치(총 8개 치아)
- 2년에 1회만 가능

♀ 실란트에 대한 FAQ

Q. 언제 할 수 있나요?

"치아가 완전히 올라오고 나서 하나요?", "치아가 올라오고 있는데 할 수 있나요?", "치아가 좀 나오긴 한 것 같은데 아직 잇몸에 덮여 있어요. 지금 해도 되나요?" 등 엄마들은 실란트를 하는 시기를 궁금해합니다. 해야 한다는 것은 알지만 언제 해야 하는지 잘 모르기 때문입니다. 실란트는 치아의 씹는 면이 완전히 잇몸 밖으로 나왔을 때 하는 것이 가장 좋습니다. 치아 일부가 잇몸에 조금 덮여 있을 때는, 잇몸과 치아 사이에 실을 꽂아 잇몸을 살짝 제치고 처치하기도 합니다. 치아는 나오면

실란트는 언제 할 수 있나요?

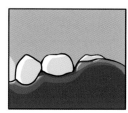
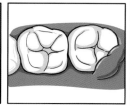
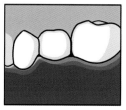

서 썩는 경우가 많으므로 정기적으로 검진하여 적절한 시기를 치과의
사와 상의하여 결정하시기 바랍니다.

Q. 한번 처치하면 평생 충치가 안 생기나요?

정기적으로 검진하여 실란트가 떨어지지 않았다면 충치
가 생기지 않습니다. 하지만 음식을 씹는 힘에 의해 실란
트가 닳기도 합니다. 새로 나오는 치아와 부딪혀서 떨어
져 나갈 수도 있습니다. 실란트가 일부 떨어지게 되면, 그
주위로 음식물이 끼어서 세균으로 인해 충치가 생길 수
있습니다. 그러므로 실란트를 한 다음에는 3~6개월 단위
로 정기검진을 하여 실란트가 떨어져 나가지 않았는지
확인하는 것이 좋습니다.

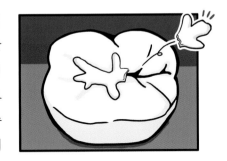

2. 불소의 활용

📍 충치균으로부터 치아를 보호해주는 불소

돌 무렵이 되면 아이들은 간은 좀 약하지만 어른과 똑
같이 식사를 하고 과자나 초콜릿, 사탕 등 간식을 먹기
시작합니다. 충치가 생길 확률이 높아지는 것입니다.
또한 아이의 치아는 단단하지 않아서 더 잘 썩습니다.
불소는 치아를 튼튼하게 하며, 충치균으로부터 치아를
보호해줍니다. 치아에 붙어 있는 프라그에 의해 약해
진 치아(초기 충치)를 단단하게 해주기도 합니다.

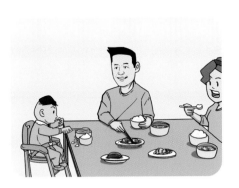

📍 불소를 이용하는 방법

불소는 비교적 저렴하고 방법이 간단해서 널리 쓰입니다. 불소가 함유
된 치약을 사용하거나, 불소용액으로 양치를 하거나, 수돗물에 불소 농

불소 활용 방법

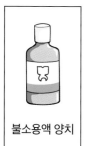
불소용액 양치

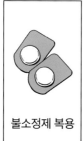
불소정제 복용

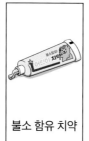
불소 함유 치약

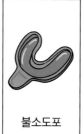
불소도포

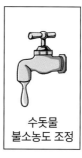
수돗물
불소농도 조정

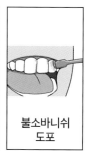
불소바니쉬
도포

도를 조정하거나, 불소정제를 복용하거나, 음용수를 마시거나, 트레이에 불소겔을 짜서 물고 있거나, 직접 치아에 도포하는 방법이 있습니다.

♀ 불소도포란 무엇인가?

· **불소를 치아에 직접 바릅니다** 치아의 표면에 불소를 발라 코팅함으로써 충치가 생기지 않도록 예방해주는 예방치료입니다. 추운 겨울 추위로부터 몸을 보호하기 위해 여러 겹의 옷을 입듯이, 충치로부터 치아를 보호하기 위해 치아에 옷을 입혀주는 것입니다. 불소를 도포하면 50%의 충치 예방효과가 있습니다. 불소를 이용하는 여러 방법 중 효과가 가장 좋습니다. 최근 불소를 치아에 직접 도포하는 방법이 효과가 더 높다는 연구결과가 나오면서 불소 바니쉬 도포를 많이 하고 있습니다. 가정에서 엄마가 직접 아이에게 도포할 수 있는 제품도 개발되어 있으니 적극 활용하시길 바랍니다.

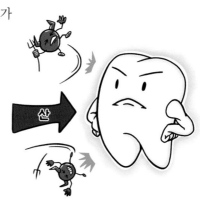

불소도포에 대한 FAQ

Q. 불소도포는 언제 해주어야 하나요?

치아가 나오는 시기의 법랑질은 완전히 단단하지 않아 충치에 약한 상태입니다. 맹출 후 2년이 지나야 완전히 단단해지기에 치아가 나오면서부터 6개월마다 만 5세까지 불소도포를 해주기를 권장합니다. 2014년 미국질병예방특별위원회와 미국소아과학회 지침에 따르면 만 5살까지 3~6개월마다, 1년에 2~4번 정도 하도록 권장하고 있습니다.

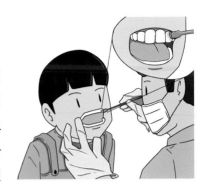

참고로 충치가 잘 생기는 고위험군에 있어서는 3개월마다 불소도포를 권장하며 일반 아이들은 6개월에 한 번씩을 권고하고 있습니다. 또한 불소도포는 어릴 때부터 해야 충치예방 효과가 높다는 보고가 있습니다. 즉, 돌 전에 치아가 나는 순간부터 불소도포를 시작해야 합니다.

Q. 불소도포의 방법에는 어떤 것이 있나요?

불소바니쉬와 불소젤(불소겔)이 있습니다. 불소바니쉬는 불소 2.26%(22,600ppm)의 끈적끈적한 액제를 작은 솔을 이용하여 매니큐어처럼 치아에 직접 발라주는 것입니다. 적은 양의 불소를 사용하여 치아에 직접 바르며, 침이 묻으면 빠르고 단단하게 치아에 부착되므로 삼켜지는 불소의 양이 거의 없습니다. 안전에 있어 걱정하지 않아도 됩니다.

불소겔도포는 위, 아래 치아 모양의 틀에 1.23% APF(12,300ppm) 젤을 담아 4분 이상 치아에 물고 있는 것입니다. 2013년 미국 소아치과의사협회의 권고에 의하면 만 6세 이전의 어린이는 4분 동안 물고 있기가 힘들며, 삼켜지는 불소의 양이 많으므로 만 6세 이전에는 사용하지 않도록 권장하고 있습니다.

Q. 불소도포 후 주의사항이 있나요?

불소겔도포 이후 주의사항으로는 20~30분 동안 음식을 섭취하지 않은 상태로 여분의 불소와 침을 뱉어내야 합니다. 하지

잠깐! 의학상식

어른에게도 유용한 불소도포

불소도포는 아이에게만 해당되는 치료는 아닙니다. 치아의 시린 증상을 완화하기 위해 어른에게 불소도포를 시행하는 경우도 있습니다.

불소도포 후 주의사항

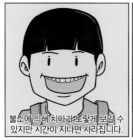

불소에 의해 치아가 노랗게 보일 수 있지만 시간이 지나면 사라집니다.

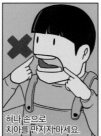

혀나 손으로 치아를 만지지 마세요.

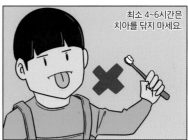

최소 4~6시간은 치아를 닦지 마세요.

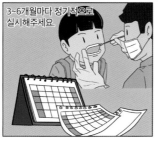

3~6개월마다 정기적으로 실시해주세요.

만 불소바니쉬는 바르자마자 굳기 때문에 침을 뱉거나 하지 않아도 됩니다. 즉, 도포 이후 바로 부드러운 음식이나 음료 섭취가 가능합니다. 다만 단단한 음식과 뜨거운 음식, 끈적이는 음식은 금하고 있습니다.

참고로 치실과 칫솔 사용은 최소 4~6시간 이후에 가능하며 되도록 다음 날 진행하기를 권장합니다.

충치 치료

충치 치료를 했다고 해서 그 치아에 다시 충치가 생기지 않는다는 법은 없습니다. 정기검진을 통해 치료한 치아에 다시 충치가 생겼는지, 다른 문제는 없는지 점검해야 합니다. 또 마취를 하고 충치 치료를 한 경우, 다음 날 입술에 상처가 생겨 퉁퉁 부어서 치과를 찾는 아이들이 있습니다. 마취에 의해 감각이 없어진 아이가 입술이나 혀, 입안 점막을 씹어서 생긴 상처입니다. 마취하고 치료를 했다면 반드시 아이에게 입술이나 혀, 입안 점막을 씹지 않도록 주의를 주어야 합니다.

충치 진행에 따른 치료 방법

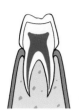

정상 치아
예방치료와
관리만 필요합니다.

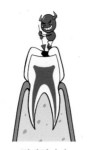

**법랑질까지
충치가 진행된 경우**
때우는 충치 치료를 합니다.
경우에 따라서는 아픔을
느끼지 못하기도 합니다.

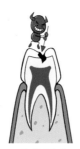

**상아질까지
충치가 진행된 경우**
시린 증상이 있을 수 있습니다.
때우는 치료가 가능하지만
시린 증상이 계속되면
신경치료를 합니다.

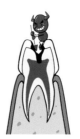

**치수까지
충치가 진행된 경우**
아픈 증상을 느낍니다.
감염된 치수까지
치료를 하게 됩니다.

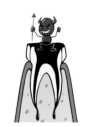

**뿌리까지
충치가 진행된 경우**
매우 아픕니다.
뿌리 끝까지 감염된 치수를
치료합니다.

📍 유치에 생긴 충치는 반드시 치료해야 합니다

• **성장발달과 나중에 나올 영구치를 위해** '유치는 어차피 빠질 치아니까 빠지고 나면 괜찮겠지', '나중에 빠질 텐데 꼭 치료해야 하나?'라고 생각하기 쉬운데 그렇지 않습니다. 썩어버린 유치는 아이의 성장발달과 나중에 나올 영구치를 위해 꼭 치료해야 합니다. 유치는 영구치가 나오기 전까지 자리를 잡아주는 중요한 역할을 하므로 반드시 치료해야 합니다. 또 마지막 영구치는 보통 12~13세경에 나오기 때문에 생각보다 늦은 나이까지 신경 써야 한다는 사실도 잊지 마십시오. 유치가 존재하는 이유를 생각해보면 왜 유치를 치료해야 하는지 이해할 수 있습니다.

• **치과에 대한 공포를 줄일 수 있습니다** 유치는 영구치에 비해 충치가 잘 생기는 구조여서 충치가 진행되면 속도가 매우 빠릅니다. 또 충치가 생기면 신경까지 금방 썩기 때문에 신경치료를 해야 할 가능성이 높습니다. 간단한 치료라고 생각하고 치과에 갔다가 시간과 비용이 많이 들어가는 신경치료를 해야 할 수도 있는 것입니다. 충치가 신경까지 진행되면 아이는 심한 통증으로 힘들어합니다. 자주 치료를 받다 보면 치과가 싫어지고 안 좋은 기억으로 남을 수 있습니다. 충치가 있다면 가급적 간

유치에 생긴 충치는 치료를 해야 합니다

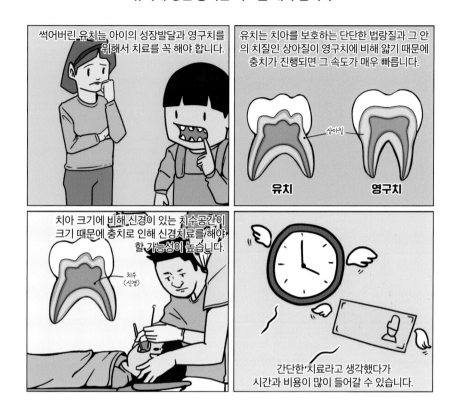

썩어버린 유치는 아이의 성장발달과 영구치를 위해서 치료를 꼭 해야 합니다.

유치는 치아를 보호하는 단단한 법랑질과 그 안의 치질인 상아질이 영구치에 비해 얇기 때문에 충치가 진행되면 그 속도가 매우 빠릅니다.

상아질

유치   영구치

치아 크기에 비해 신경이 있는 치수공간이 크기 때문에 충치로 인해 신경치료를 해야 할 가능성이 높습니다.

치수
(신경)

간단한 치료라고 생각했다가 시간과 비용이 많이 들어갈 수 있습니다.

단한 치료로 끝낼 수 있을 때 치과를 찾아야 합니다. 그래야 아이가 치과를 무섭지 않은 곳이라고 느낍니다.

🔍 유치가 어떤 역할을 하는데요?

• **영구치가 완성되는 것을 돕습니다** 유치가 너무 일찍 탈락되거나 충치로 인해 유치의 모양에 변화가 생기면 영구치가 삐뚤어지게 올라옵니다. 영구치가 올라올 때까지 유치가 제자리를 유지하고 있어야 부정교합을 막을 수 있습니다. 또 유치 아래에는 나중에 나올 영구치의 싹이 존재하기 때문에 충치가 깊어 유치 뿌리에 염증이 생기면 영구치가 제대로 올라오는 데 방해가 됩니다. 그러므로 꼭 치료해야 합니다.

・**영양섭취에 중요한 씹는 기능을 합니다** 이가 아프거나 없으면 씹는 것이 힘들어 잘 먹지 못해 영양 불균형이 올 수 있습니다. 씹기는 소화를 하는 첫 단계이자 아이의 턱뼈와 얼굴 근육 발달에도 크게 영향을 미칩니다.

・**발음에 영향을 줍니다** 앞니가 없으면 이가 없어서 비어 있는 공간을 메우기 위해 습관적으로 혀를 앞으로 내밀게 됩니다. 이것이 계속되면 발음하는 데도 영향을 미칩니다. 어릴 때 잘못 습득한 발음은 성인이 되어서는 고치기 힘들기 때문에 언어치료를 받아야 할 수도 있습니다.

유치가 하는 역할이란?

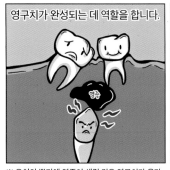
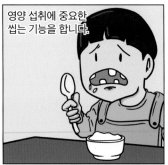
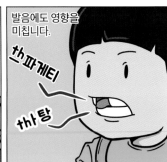

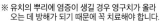

※ 유치의 뿌리에 염증이 생길 경우 영구치가 올라오는 데 방해가 되기 때문에 꼭 치료해야 합니다.

◯ 충치가 있는데 언제 치료해야 할까요?

・**충치를 발견한 즉시 치료하는 것이 좋습니다** 유치는 충치가 진행되는 속도가 빨라서 가급적 발견 즉시 치료해야 합니다. 아이가 치료에 얼마나 협조적인지, 충치의 진행 정도는 어떤지 등을 치과의사와 상담하여 시기를 결정하십시오. 유치는 영구치와 다르게 겉으로는 작아 보이는 충치일지라도 속으로 깊게 썩어 있는 경우가 많습니다. 그러므로 치과의사가 치료를 권유하면 바로 치료를 시작하는 것이 아이가 덜 고생하는 길입니다.

유치 충치를 빨리 치료할 경우 치과 공포를 줄일 수 있습니다

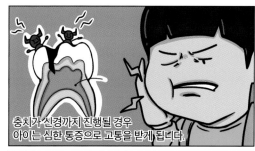

충치가 신경까지 진행될 경우
아이는 심한 통증으로 고통을 받게 됩니다.

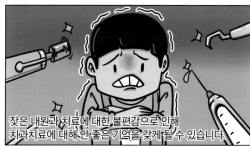

잦은 내원과 치료에 대한 불편감으로 인해
치과치료에 대해 안 좋은 기억을 갖게 될 수 있습니다.

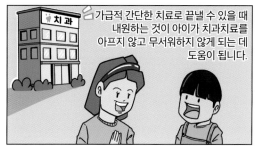

가급적 간단한 치료로 끝낼 수 있을 때
내원하는 것이 아이가 치과치료를
아프지 않고 무서워하지 않게 되는 데
도움이 됩니다.

충치 치료에 쓰는 재료

충치 치료에 사용되는 재료는 정말 다양합니다. 레진, 인레이(금, 세라믹), 아말감 등이 있습니다. 이 재료 중에서 충치 크기가 어떤지, 유치인지 영구치인지에 따라 치과에서 상담한 후 재료를 결정하면 됩니다. 충치 치료는 충치를 제거한 빈 공간에 치과용 재료를 채워 넣어 기능을 다시 할 수 있게 하는 시술입니다. 이때 충치를 제거하면서 치아의 일부를 같이 제거합니다. 이 과정이 끝나면 치아에는 충치가 있던 것보다 더 큰 구멍이 생기게 됩니다. 이 구멍의 모양은 충치가 진행된 정도와 위치

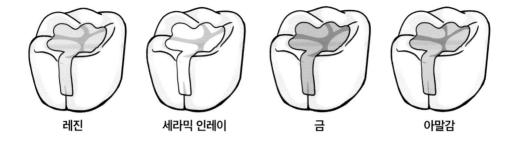

| 레진 | 세라믹 인레이 | 금 | 아말감 |

에 따라서 사람마다 모두 다릅니다. 그러므로 충치 치료에 쓰이는 재료들의 장단점을 비교하여 구멍의 모양에 따라 적절한 재료를 선택하십시오. 유치는 보통 레진이라는 재료로 치료합니다. 충치가 깊어서 신경까지 진행된 경우, 붙어 있는 치아 사이가 썩은 경우에는 신경치료 후 일명 '은니'라고 하는 금속 재료로 씌워줍니다. 유치에 생긴 충치를 치료할 때 중요한 점은, 영구치가 나오기 전까지 자리를 유지하도록 해야 한다는 것입니다. 영구치는 충치 정도에 따라 레진 외에도 부분적으로 본을 떠서 붙이는 인레이(금, 세라믹)와 전체적으로 씌우는 크라운(금, 세라믹) 치료가 있습니다.

• **레진** 실제 치아와 구분이 가지 않을 정도로 심미성이 우수합니다. 치료 과정의 특성상 치아 삭제를 최소화할 수 있어서 자연치아를 최대한 보존할 수 있습니다. 또한 12세 이하 아동은 레진으로 치료 시 건강보험 혜택을 받을 수 있습니다. 단, 유치가 아닌 영구치 충치 치료 시에만 건강보험이 적용됩니다.

• **인레이** 금과 세라믹으로 된 인레이가 있습니다. 레진에 비해 씹는 힘에도 잘 깨지지 않으며, 구강 밖에서 만들기 때문에 치아 모양을 재현하기가 쉽습니다. 그러나 만드는 과정을 거쳐야 하기 때문에 치과에 두 번 방문해야 합니다. 하지만 최근에는 하루에 가능한 치과도 있습니다. 유치는 빠질 치아이기 때문에 금으로 만든 인레이는 특별한 경우 외에는 권장하지 않습니다.

• **아말감** 치과에서 가장 오래 사용한 재료이지만, 최근에는 수은 노출에 대한 논란으로 사용이 줄고 있습니다. 잘 처치한 아말감은 오랜 기간

충치가 생긴 곳에 따라서 재료를 선택합니다

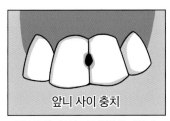

앞니 사이 충치

잘 보이는 곳이므로 **치아색 재료**가 좋습니다. 충치가 사이에 있기 때문에 충치 구멍이 클 경우 때우는 재료로는 예쁘지 않을 수 있습니다.

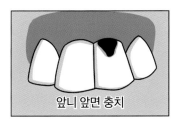

앞니 앞면 충치

여기도 잘 보이는 부분이므로 **치아색 재료**가 좋습니다.

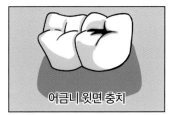

어금니 윗면 충치

씹을 때 깨질 위험이 있기 때문에 비교적 **단단한 재료**를 선택하는 게 좋습니다.

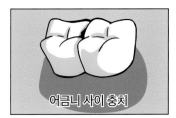

어금니 사이 충치

어금니 윗면 충치보다 더 잘 깨지기 때문에 **인레이** 같은 치료가 비교적 오래갈 수 있습니다.

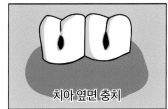

치아 옆면 충치

웃을 때 보이는 곳이라면 **치아색**을 선택하는 것이 좋습니다.

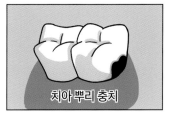

치아 뿌리 충치

치료기구가 잘 닿지 않아서 치료가 어려운 부위입니다. **잘 매울 수 있는 재료**를 선택하는 것이 좋습니다.

입안에서 잘 유지될 수 있고, 충분한 강도를 가지고 있습니다. 또한 건강보험이 적용되므로 가격이 저렴한 장점이 있습니다. 그러나 치아 색과 뚜렷하게 구별되어 심미성이 매우 떨어집니다. 시간이 지나면서 재료에 의해 치아가 착색될 수 있으며, 아말감이 있는 치아 주변에 다시 충치가 발생할 확률이 높습니다.

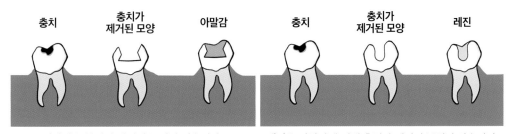

아말감은 충치가 제거된 부위가 넓습니다.　　　**레진**은 아말감에 비해 충치가 제거된 부위가 작습니다.

• **아말감과 레진의 차이** 아말감은 충치를 치료할 때 치아가 제거되는 부분이 많고, 레진은 충치 크기와 거의 비슷하게 제거됩니다.

충치 치료와 마취

• **마취의 종류는 시술 부위와 치료에 따라 다양합니다** 간단히 유치를 빼다거나 스케일링을 받을 때는 구강점막에 도포하는 마취를 합니다. 충치가 깊다거나 신경치료를 하거나 수술을 받게 된다면, 점막에 주사를 이용하여 약물을 넣는 국소마취를 하는 경우가 있습니다. 치과에서는 전신마취는 특별한 경우를 제외하고는 하지 않습니다. 대신 치료받기에 너무 어리거나 공포심으로 대화가 어렵고 행동조절이 잘 안 되는 아이일 경우, 약물로 진정시키고 국소마취를 하여 치료합니다. (자세한 내용은 162쪽 <진정치료>편을 참고하십시오.)

• **충치가 심하지 않으면 마취 없이 치료하기도 합니다** 충치가 있다고 무조건 국소마취를 하는 것은 아닙니다. 충치가 치아의 겉부분에 깊지 않게 썩어 있다면 마취 없이 치료하기도 합니다. 치아와 충치를 갈아내는 과정에서 약간 불편할 수 있지만, 마취를 하는 통증보다는 훨씬 아프지 않기 때문에 마취를 생략하고 충치를 때웁니다. 이런 간단한 충치 치료는 마취를 놓는 시간보다 더 빨리 끝나기도 합니다.

치과 마취의 종류

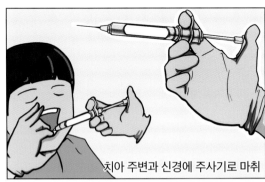

치아 주변과 신경에 주사기로 마취

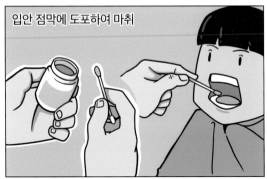

입안 점막에 도포하여 마취

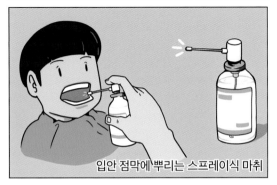

입안 점막에 뿌리는 스프레이식 마취

마취 후 주의사항

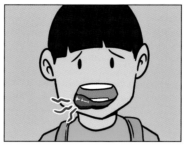

마취되었을 때 입술을 깨물면
아픈 줄 모르고 강하게 물게 되어
심하게 붓게 됩니다.

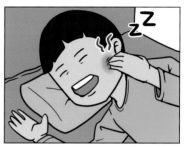

마취 부위를 심하게 긁어
상처가 생길 수도 있습니다.
특히 잘 때 잘 지켜봐주세요.

♀ 충치 치료 후 주의할 점

• **충치를 때운 재료에 따라서 씹을 때 주의해야 합니다** 아말감은 굳는 데 하루가 걸립니다. 아말감으로 치료했다면 다음 날까지 치료받은 반대쪽 치아로 음식물을 씹어야 합니다. 임시재료로 때웠다면 치료가 완전히 끝날 때까지 반대쪽으로 씹습니다. 바로 굳는 레진으로 치료했다면 씹는 데 제한이 없습니다.

• **마취를 했다면 풀릴 때까지 지켜봐주십시오** 마취가 되어 있을 동안 아이가 혀나 볼, 입술을 깨물 수 있습니다. 뜨거운 음식에 화상을 입을 염려도 있습니다. 마취가 풀릴 때까지 계속 주의를 주시고 지켜봐주세요.

• **치료한 치아에 다시 충치가 생길 수 있습니다** 칫솔질을 제대로 하지 않거나 단 음식을 계속 먹으면, 치료한 치아에도 다시 충치가 생길 수 있습니다. 때운 곳 틈 사이로 충치가 생기므로 치료한 치아도 주기적으로 관리해야 합니다.

• **음식물을 양쪽으로 씹게 해주세요** 치료받은 치아로는 씹지 않는 아이가 있습니다. 치아는 사용하지 않으면 음식물이 잘 껴서 충치가 잘 생깁니다. 아이에게 치료받은 치아도 사용해야 한다고 알려주십시오. 평상시에도 양쪽으로 씹는 습관을 가질 수 있게 지도해야 합니다.

충치 치료 후 주의사항

충치를 때운 재료에 따라서 씹는 것을 주의해야 합니다.

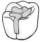 **아말감** : 굳는 데 하루가 걸립니다.
굳을 때까지 때운 곳 반대쪽으로 씹어야 합니다.
딱딱한 음식은 주의합니다.

 레진 : 재료에 따라서 바로 씹을 수 있습니다.
딱딱한 음식은 주의합니다.

 인레이 : 끈끈한 음식을 주의합니다.

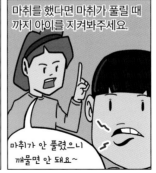

충치 치료 후 음식물을 양쪽으로 씹도록 지도하세요.

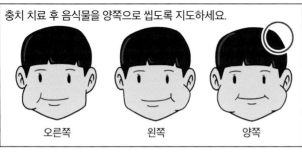

오른쪽   왼쪽   양쪽

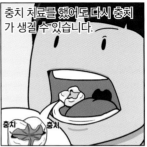

신경치료

어느 날 아이가 밥을 씹다가 이가 아프다고 합니다. 또는 전혀 아프다는 말이 없다가 갑자기 밤에 울면서 이가 아프다고 할 수도 있습니다. 이렇게 가만히 있는데도 음식물을 씹을 수 없을 정도로 이가 아프다면 신경치료를 해야 합니다. 작아 보이는 충치라도 신경까지 충치가 진행되었다면 신경치료를 합니다. 신경치료는 치아 구조 중에서 신경과 혈관을 갖고 있는 치수가 병들었을 때 하는 치료입니다. 충치가 심하거나, 치아에 큰 손상이 있으면 때우는 것만으로는 해결이 어렵습니다. 이가 깨져서 신경이 노출됐을 때도 마찬가지입니다.

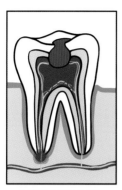

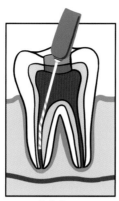

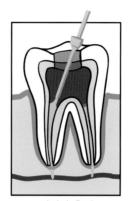

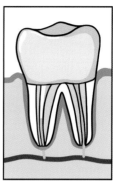

충치와 염증이 있는 신경을 제거	신경관 소독	신경관 충전	약해진 치아 씌우기

◉ 신경치료는 이렇게 합니다

• **치아 속에 있는 손상된 신경을 제거합니다** 치아의 머리 부분에 구멍을 뚫은 후 기구와 약물을 이용하여 염증이 있는 신경을 잘라내거나 뽑아냅니다. 이 과정이 끝나면 신경이 있던 빈자리에 세균이나 음식물이 들어가지 못하도록 치과용 재료를 채워 넣어 밀봉합니다. 밀봉된 치아는 영양이 공급되지 않아 푸석푸석해 깨지기 쉬우므로 크라운을 씌우는 치료를 합니다.

**유치에 신경치료를 했어도
걱정하지 마세요**

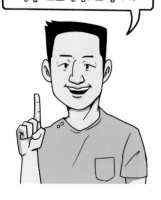

튼튼한 영구치가 올라올 때까지
약제를 넣어서 유치를 잘 사용하는
것이 영구치가 잘 나오는
방법이므로 안심해도 됩니다.

• **유치인지 영구치인지에 따라 과정이 다릅니다** 똑같이 신경치료를 받는다고 해도 어떤 아이는 치과에 두 번만 가고, 어떤 아이는 두 번 넘게 갑니다. 그 이유는 언젠가는 빠질 유치인지 평생 사용해야 하는 영구치인지에 따라 신경치료 방법이 다르기 때문입니다. 치아 속 신경의 어느 부분까지 염증이 생겼는지에 따라서도 치료가 다를 수 있습니다.

• **유치 뿌리까지 치료해도 영구치가 나오는 데는 문제없습니다** 신경치료에 사용하는 약제는 치아를 보호합니다. 오히려 유치의 신경에 염증이 있을 경우 그 아래에서 형성되고 있는 영구치 씨앗에 나쁜 영향을 미칠 수 있습니다. 튼튼한 영구치가 올라올 때까지 약제를 넣어서 유치를 사용하는 것이 영구치가 잘 나오는 방법입니다.

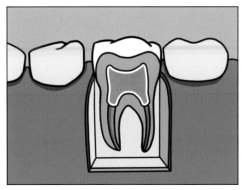

치아머리 신경을 잘라내는 치료

치아뿌리의 치수에 손상이 없는 유치나 갓 나온 영구치는 치아의 머리 부위에 들어 있는 신경까지만 잘라내고 뿌리 부위에 있는 신경은 보호하는 치료를 합니다. 이 치료방법은 영구치에 할 경우 뿌리 입구가 고정되어서 통증이 다시 생길 경우 뿌리 신경을 제거할 수 없습니다. 그래서 요즘에는 영구치에는 잘 쓰지 않습니다.

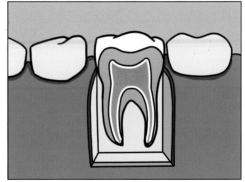

치아뿌리 끝까지 신경 제거 후 밀봉하는 치료

치아뿌리 치수에 손상이 있는 유치의 경우에는 치수를 뿌리까지 완전히 제거하고 약물로 밀봉을 합니다. 이때 영구치가 나오는 과정에 방해받지 않도록 유치 뿌리와 같이 흡수되는 약물을 사용합니다. 영구치의 경우에는 오랫동안 녹거나 틈을 만들지 않고 그 자리에 머물러 있도록 일종의 고무 같은 재질이나 다른 적당한 약물을 이용하여 밀봉합니다.

💡 신경치료 후 주의할 점

• **마취를 했다면 마취가 풀릴 때까지 아이가 볼이나 입술을 씹지 않는지 지켜봐야 합니다** 마취한 곳 주변은 감각이 없어서 아이들은 씹어도 아프지 않은 것을 재미있어합니다. 계속 씹다 보면 붓고 입안과 입술 살점이 떨어져나갈 수 있으니 반드시 지켜보고 있어야 합니다.

• **신경치료한 곳을 임시 충전재료로 때웠다면 굳을 때까지 음식물을 먹으면 안 됩니다** 임시 충전재료는 처음에는 말랑말랑하다가 굳을 때까지 1~2시간이 걸립니다. 굳는 시간까지는 재료가 떨어질 수 있으니 음식물을 먹지 않도록 주의해야 합니다.

• **크라운으로 씌우는 치료를 하기 전까지는 치료한 곳으로 씹지 않도록 합니다** 신경치료 중인 치아는 매우 약합니다. 딱딱한 음식을 씹으면 치아가 깨질 수 있으니 크라운으로 씌우는 치료를 받기 전까지는 치료한 곳 반대쪽으로 씹도록 합니다.

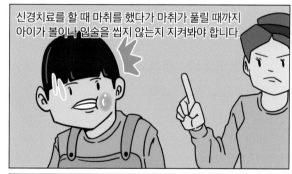

신경치료를 할 때 마취를 했다가 마취가 풀릴 때까지
아이가 볼이나 입술을 씹지 않는지 지켜봐야 합니다.

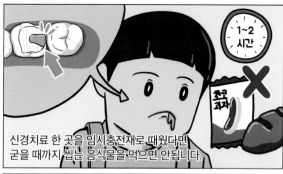

신경치료 한 곳을 임시충전재로 때웠다면
굳을 때까지 씹는 음식물을 먹으면 안됩니다.

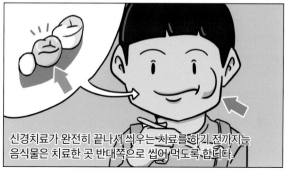

신경치료가 완전히 끝나서 씌우는 치료를 하기 전까지는
음식물은 치료한 곳 반대쪽으로 씹어 먹도록 합니다.

📍 신경치료 후에는 반드시 크라운 치료를 해야 합니다

• <u>**신경치료한 이를 씌우는 크라운 치료가 필요합니다**</u> 유치라도 신경치료
후에는 대부분 치아를 씌웁니다. 유치는 금방 빠질 치아라는 인식 때문
에 씌우는 치료를 하는 것을 부담스러워하기도 합니다. 하지만 치과의
사가 씌우는 치료를 권장할 때는 유치의 수명이 아직 많이 남아 있기
때문이라는 사실을 기억하십시오. 씌우는 치료를 하는 이유는 신경치

료를 하는 과정에서 부득이하게 치아가 많이 갈려버리기 때문입니다. 그래서 씹을 수 있는 부위가 얼마 안 남게 되는 것입니다. 치아에 영양분을 공급하는 신경과 혈관이 제거된 상태이기 때문에 치아가 푸석 푸석해지고 약해져서 깨지기 쉽습니다. 그러므로 보철물을 이용하여 씌워주는 것이 좋습니다. 하지만 유치와 갓 나온 영구치는 씌우는 방식이 어른과 다를 수 있으니 상담 후 결정하는 것이 좋습니다.

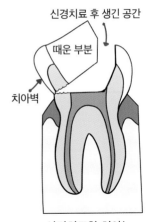

신경치료한 치아는
강도가 약해서
치아벽이 잘 깨져 나갑니다.

• **유치에 씌우는 크라운의 종류** 유치는 언젠가는 빠질 치아임을 고려해서 크기별로 미리 만들어져 있는 ss크라운이라는 스테인리스 재질의 크라운이나 치아색 크라운으로 씌워줍니다. 최근에는 맞춤 제작하는 성인의 크라운처럼, 유치 크라운도 치아를 다듬고 본을 떠서 정밀하게 만든 도자기 재료로 씌워주기도 합니다.

♀ 크라운 치료에 대한 Q&A

Q <u>유치 빠질 때가 얼마 안 남은 것 같은데 크라운을 씌울지 어떻게 결정해야 할까요?</u>

A 기능을 많이 하는 치아라면 크라운 치료를 해야 합니다. 어금니는 씹는 데 지장이 있을 때 해줘야 하고, 앞니는 치아가 많이 남아 있지 않다면 크라운을 씌워서 원래 모양으로 만들어줘야 합니다.

Q <u>어린 나이에 유치에 크라운을 씌웠는데 영구치 나올 때 괜찮을까요?</u>

A 영구치는 유치의 뿌리만 흡수하면서 나오기 때문에 문제없습니다. 유치는 영구치가 나올 때까지 처음 나온 크기 그대로 변하지 않습니다. 입안이 커진다고 유치의 머리 부분까지 커지는 것이 아니기 때문에 전혀 문제가 생기지 않습니다. 오히려 크라운을 제때 씌우지 않으면 영구치가 나올 때 문제가 생깁니다.

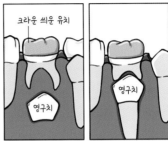
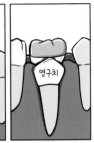

치과용 기구는 안전할까?

치과 기구 하면 기계가 돌아가고, 물이 나오고, 작은 기구들이 입안에서 왔다 갔다 하는 장면
이 떠오릅니다. 그래서 무섭고 위험하다고 생각할 수 있습니다. 치과치료는 기구들이 작고 약
물도 많이 사용하기 때문에, 입안으로 떨어지지 않도록 치료에 맞는 보호 장비를 사용하여 안
전하게 치료합니다. 그래도 아이가 너무 많이 움직인다면 보호 장비가 소용없어집니다. 이때
는 의료진과 보호자가 아이를 붙잡고 치료합니다. 아이의 머리와 손발을 잡는 것은 안전을 위
해 꼭 필요합니다.

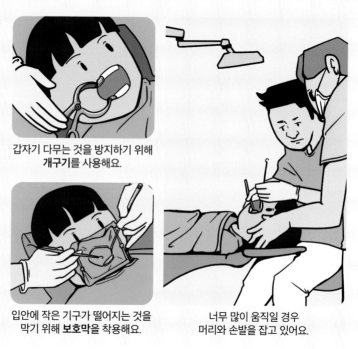

갑자기 다무는 것을 방지하기 위해
개구기를 사용해요.

입안에 작은 기구가 떨어지는 것을
막기 위해 **보호막**을 착용해요.

너무 많이 움직일 경우
머리와 손발을 잡고 있어요.

♀ 유치에 크라운을 씌운 후 주의할 점

• **끈적끈적한 음식물에 크라운이 빠질 수 있습니다** 특히 크라운이 기성품
일 경우 조심해야 합니다. 크라운을 씌운 지 하루 동안은 단단하거나 끈
적끈적한 음식물에 주의하십시오. 빠진 지 오래돼서 변형이 되지 않았
다면, 빠져버린 크라운은 치과에 방문하여 다시 씌워주면 됩니다.

• **3~4일 동안 잇몸이 아플 수 있습니다** 씌운 치아에 적응할 동안 아플 수

있지만 조금 지나면 괜찮아집니다. 하지만 통증이 너무 심하고 붓는다면 반드시 치과에 가야 합니다.

• **치료가 끝나도 다시 문제가 생길 수 있습니다** 치료가 문제없이 끝났다고 해도 칫솔질을 제대로 안 하는 등 관리를 하지 않으면 다시 염증이 생길 수 있습니다. 크라운을 씌운 치아 뿌리 쪽에 혹시나 고름주머니가 생기지 않았는지 살펴봐야 합니다. 만약 고름주머니가 생겼다면 신경치료를 다시 하고 씌우는 치료도 대개는 새로 하게 됩니다.

충치 예방을 위해 잘 먹는 것도 중요합니다

한 번에 많이 먹는 것보다 여러 번 나누어 자주 먹었을 때 충치가 더 잘 생깁니다. 음식물이 입안에 들어가면 입안의 pH가 떨어져 산성이 되며, 원래의 수치로 돌아가는 데 약 40분 걸립니다. 하지만 원래의 수치로 돌아가기 전에 반복해서 음식을 먹는다면 치아는 쉽게 부식될 수 있는 환경에 노출되어 충치가 생기게 됩니다.

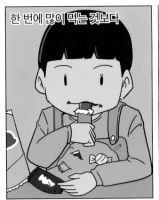
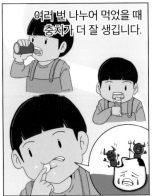

한 번에 많이 먹는 것보다

여러 번 나누어 먹었을 때 충치가 더 잘 생깁니다.

📍 치아에 좋지 않은 음식

설탕이 함유된 음식은 충치를 발생시키기 때문에 치아에 좋지 않습니다. 충치를 발생시키는 대표적인 음식은 초콜릿, 과자, 사탕, 케이크 등이 있습니다. 이외에도 탄산음료나 이온음료, 건강음료로 생각하는 과일 주스에도 설탕이 많이 포함되어 있습니다. 참고로 흰 우유를 제외한 다양한 맛의 우유에도 설탕이 많이 함유되어 있다는 사실을 기억하시기 바랍니다.

껌을 씹는 것이 충치예방에 도움이 되나요?

껌을 씹는 것은 충치예방에 효과가 있습니다. 껌을 씹음으로써 입안 침의 양이 증가하게 되고, 이 침은 산을 제거하는 능력과 함께 입안의 세균을 제거하는 효과가 있습니다. 하지만 단맛이 사라졌다고 바로 뱉어버리면 충치예방 효과가 적습니다. 또한 입냄새를 제거하며, 치아에 달라붙어 있는 프라그를 제거하는 데도 효과가 있습니다. 이러한 효과를 보기 위해서는 10분 정도 씹고 뱉기를 권해드립니다.

탄산음료 마시고 바로 칫솔질하지 마세요.

탄산음료를 마신 뒤에 바로 칫솔질을 하면 치아에 남아 있는 산성 성분으로 인해 치아가 부식될 수 있습니다. 탄산은 치아표면을 약하게 만듭니다. 치아의 부식을 막기 위해서는 탄산음료를 마신 후 물이나 구강청결제로 입안을 헹구어줍니다. 혹은 30분~1시간 정도 후에 칫솔질을 하는 것이 좋습니다.

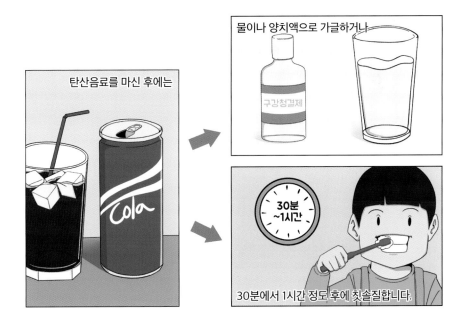

물이나 양치액으로 가글하거나

탄산음료를 마신 후에는

30분~1시간

30분에서 1시간 정도 후에 칫솔질합니다.

2. 잇몸 질환

차가운 사과를 한입 베어 먹을 때 이가 시리다거나 이를 닦을 때 칫솔에 피가 묻어난 경험을 한 번쯤은 해보셨을 것입니다. 이것이 잇몸 질환(치주 질환)의 초기 증상입니다. 잇몸 질환의 원인은 치아에 달라붙은 음식물 찌꺼기인 치태와 치태가 굳어서 만들어진 치석입니다. 치석이 생기면 치아와 치아를 감싸는 잇몸 사이에 틈이 생기면서 다음 증상이 나타납니다. 잇몸이 빨갛게 붓고, 칫솔 등으로 자극하면 피가 나고, 들뜬 느낌이 나기도 합니다. 이때는 반드시 치과에서 스케일링을 받아야 합니다. 이 시기를 놓치면 치아 주변의 뼈가 서서히 줄어들게 됩니다.

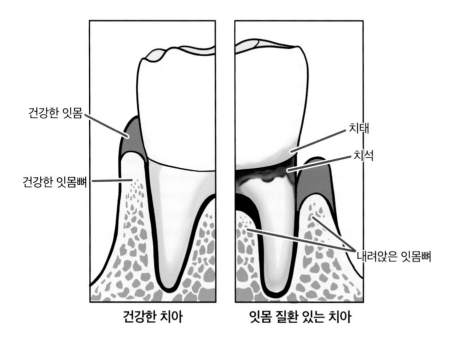

건강한 잇몸

건강한 잇몸뼈

치태

치석

내려앉은 잇몸뼈

건강한 치아　　　**잇몸 질환 있는 치아**

잇몸 질환은 왜 걸리나요?

잇몸 질환에 걸리지 않으려면 치태를 잘 제거해야 합니다. 치태 속에 잇몸 질환을 일으키는 세균이 존재하기 때문입니다. 치태를 제거하는 가장 좋은 방법은 올바른 칫솔질입니다. 교정치료 중인 아이는 구강 내 여러 복잡한 교정장치 때문에 칫솔질을 하기가 어려워 치태가 잘 생기고 잇몸 질환에 걸리기 쉽습니다.

• 치태는 아래 그림과 같이 치과에서 간단하게 제거할 수 있습니다.

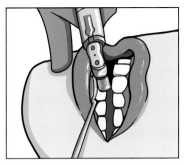

약재를 묻힌 고무로 된
치과 기구가 회전을 하면서
치태를 닦아줍니다.

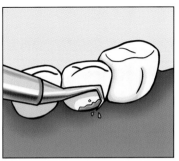

치태를 제거하는 기구를 사용합니다.
잇몸 안으로 깊게 들어가는 것이
아니라서 아프지 않습니다.

치아가 나오기 전부터 관리해야 합니다

잇몸이 건강해야 건강한 치아가 똑바로 나올 수 있습니다. 치아가 하나도 없는 아이의 잇몸은 깨끗이 소독한 거즈를 이용해 가볍게 마사지하듯 두드리거나 닦아주는 것이 좋습니다. 입안이 깨끗하지 못하다면 세균이나 바이러스 감염에 의한 구내염도 생길 수 있습니다.

치은염과 치주염

잇몸 질환은 증상과 정도에 따라 치은염과 치주염으로 구분합니다. 치은염이 진행되면 치주염이 됩니다. 증상에 따라 치료법을 선택하기 때문에 반드시 치과에서 적절한 치료를 받아야 합니다.

• **치은염** 일반적인 증상으로 잇몸에 출혈이 있고 빨갛게 붓습니다. 단순한 치은염이라도 치과치료와 병행하며 가정에서도 칫솔질을 더욱 신경 써서 하는 것이 좋습니다.

• **치주염** 치은염이 더 진행되어 염증이 잇몸뼈 쪽까지 생기면 치주염이라고 합니다. 치주염은 출혈이 좀 더 심하며, 치아와 잇몸 사이에서 고름이 나오기도 합니다. 입냄새가 심하게 나고 치아가 흔들리기 때문에 씹을 때 불편합니다. 심할 경우 치아가 빠지기도 합니다. 간혹 증상 없이 진행되는 경우도 있습니다. 약을 복용하는 것으로는 절대 치료가 되지 않기 때문에 반드시 치과에서 치료를 받아야 합니다.

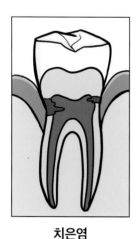

치은염

치태로 인해
잇몸에 염증이 생겨
빨갛게 붓고 피가 납니다.

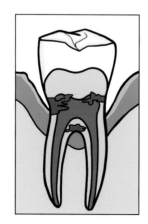

초기 치주염

잇몸뼈가 파괴되기 시작하면서
잇몸과 치아 사이가 들뜨고
아프기 시작합니다.
입냄새가 심합니다.

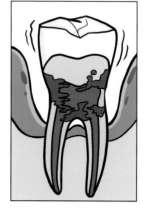

진행된 치주염

잇몸에서 고름이 나오고
이가 심하게 흔들립니다.
심할 경우
치아가 빠질 수도 있습니다.

아이의 잇몸에서 피가 날 때

아이의 잇몸에서 피가 난다고 그것이 무조건 잇몸 질환 때문은 아닙니다. 잇몸이 붓거나 빨갛게 보이는 등 특별한 증상이 없는데도 계속해서 피가 난다면, 아이의 몸에 다른 이상이 있는지 살펴보아야 합니다.

♀ 치석과 음식물 찌꺼기가 끼어 있나요?

치아와 잇몸에 치석이나 음식물 찌꺼기가 끼어 있다면 잇몸이 부어 피가 날 수도 있습니다. 치석은 치과에서 스케일링을 하여 제거하고, 치아 사이의 음식물 찌꺼기는 보호자가 가정에서 치실을 사용하여 빼내주시면 됩니다.

♀ 칫솔이 잇몸에 상처를 내지 않았나요?

딱딱하거나 벌어진 칫솔을 사용하여 너무 세게 문지르면 아이가 칫솔질을 강하게 거부하다 잇몸에 상처가 나 피가 날 수 있습니다. 피가 약간 비치는 정도이거나 금방 멈추는 경우도 있지만, 치과에서 치료 여부를 결정하는 것이 좋습니다.

♀ 아이의 치아가 올라오는 중인가요?

치아가 잇몸 뼈를 뚫고 나오는 과정에서 피가 날 수도 있습니다. 치아가 나오는 주위 조직이 혈액으로 차서 부풀다가 자연적으로 없어지는 과정에서 피가 납니다. 치아가 나오면서 그런 것인지 치과에서 확인해보는 것이 좋습니다.

♀ 아이가 바이러스성 구내염에 걸렸나요?

바이러스성 질환이 잇몸에도 감염되어 피가 날 수 있습니다. 입안에 수포가 없고 입술 주변에만 수포가 보여도 잇몸에 감염되는 경우도 있습니다. 이런 경우는 칫솔질할 때 살짝만 건드려도 많은 양의 피가 납니다. 아이의 면역력이 떨어져 생긴 전염성 질환이기 때문에 소아청소년과 치료를 받으면 됩니다.

📍 혈액 질환이 있나요?

혈관에 이상이 있다거나 특히 백혈병 등의 초기 단계에서 잇몸 출혈이 나타날 수 있습니다. 치과에서 원인을 찾지 못하고 장기간 출혈이 계속된다면, 소아청소년과나 내과에 방문하여 혈액검사를 받아보는 것이 좋습니다.

아이의 잇몸에서 피가 나는 경우

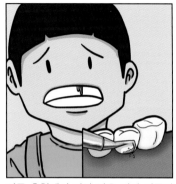

잇몸 출혈에서 가장 많은 것이 잇몸의 염증입니다. 정기적인 치과검진과 스케일링이 필요합니다.

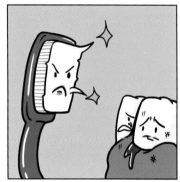

칫솔이 잇몸에 상처를 내는 경우 피가 날 수 있습니다. 상처가 심하지 않다면 치료는 필요하지 않습니다.

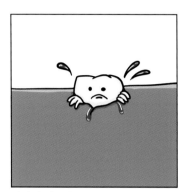

치아가 잇몸뼈를 뚫고 나오는 과정에서 피가 날 수 있습니다. 이 경우 치과에서 확인할 필요가 있습니다.

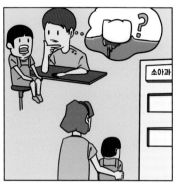

혈액질환이 있는 경우 피가 날 수 있습니다. 장기간 출혈이 계속된다면 혈액검사를 받아보는 것이 좋습니다.

3. 구강의 외상

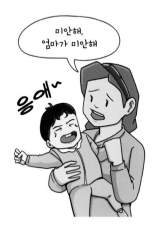

미안해,
엄마가 미안해

으애~

넘어져 우는 아이를 꼭 안고 "미안해, 엄마가 미안해"를 연발하는 엄마의 모습을 흔히 봅니다. 큰 상처는 아니지만 엄마는 아이가 다쳐서 아파하고 우는 모습을 보면서 자기 잘못이라 자책하기 마련입니다. 돌이 지나면서 걷고 뛰기 시작하는 아이는 여기저기 부딪혀 다치는 경우가 많습니다. 이 시기의 남자아이는 특히 더 주의해야 합니다. 장난감이나 가구 모서리에 부딪혀 입술 또는 잇몸이 찢어지거나, 입 안에 무언가가 들어가서 상처가 생기는 경우도 종종 있습니다. 입술이나 잇몸 같은 부드러운 곳이 살짝 긁히거나 찢어진 경우에는 자연스럽게 상처가 아뭅니다. 하지만 심하게 부딪혀 치아가 깨지거나 치아의 위치가 달라졌다면 신속하게 치과를 방문하여 치과의사와 상의해야 합니다.

아이의 행동에 변화가 있는 시기에 주의해야 합니다

아이가 기기 시작하면 여기저기 부딪히기 마련이라 치아가 다칠 수 있습니다. 6~8개월경에 위쪽 앞니가 나오는데, 가장 많이 다치는 부위가 바로 이 부위입니다. 그러므로 아이가 기기 시작할 무렵에는 주변에 위험한 물건이 없도록 각별한 주의가 필요합니다. 또 12개월경 아이는 스스로 걸으려고 합니다. 서툰 걸음마에 넘어지면서 가장 많이 다치는 시기로 치아와 입술이 다치기도 합니다.

활동량이 많은 아이는 더 신경 써야 합니다

여자아이보다 활동량이 많은 남자아이를 키우는 엄마는 특히 더 신경 써야 합니다. 잠시만 눈을 떼면 어딘가에서 사고를 치곤 합니다. 특히 운동을 많이 하는 8~10세경의 아이들은 치아나 입술, 잇몸을 다쳐서 치과를 찾는 경우가 많습니다. 그러므로 항상 아이에게 주의를 주어야 합니다.

치아만 다쳤다고 생각하지 마십시오

구강의 외상과 관련하여 주의할 점

아이들은 혼자 놀다 다칠 수도 있고, 친구들과 장난치다가 다칠 수도 있습니다. 교통사고가 나거나 무언가에 맞아 다치기도 합니다. 이때 치아나 잇몸, 입술이 다쳤다고 해서 그곳만 다쳤다고 생각하면 안 됩니다. 아래턱이 심하게 부딪혔다면 치아뿐만 아니라 아래턱에 금이 가거나 부러졌을 가능성이 있습니다. 어떤 경우에는 턱이 돌아가서 치아의 맞물림이 틀어질 수도 있다는 사실을 기억해두어야 합니다. 팔이나 다리가 부러지면 정형외과에 가서 깁스를 하고 수술을 하기도 합니다. 마찬가지로 아래턱도 뼈의 한 종류이기 때문에 금이 가거나 부러질 수 있다는 것을 알아야 합니다.

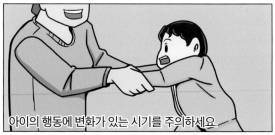

아이의 행동에 변화가 있는 시기를 주의하세요.

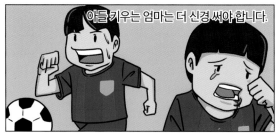

아들 키우는 엄마는 더 신경 써야 합니다.

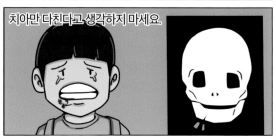

치아만 다친다고 생각하지 마세요.

치아가 깨졌을 때

이가 조금 깨진 경우, 깨진 부위가 까칠까칠하여 혀를 다치게 할 수 있습니다. 맞거나 부딪혀 치아가 조금 깨지면 혀는 자연스럽게 깨진 부위를 건드립니다. 깨져서 까칠까칠한 부위를 혀가 건드리면 혀에 상처가 생길 수 있습니다. '조금 깨졌으니 괜찮겠지'라는 생각은 버리고 바로 치과를 찾아 깨진 부위를 부드럽게 다듬어주어야 합니다. 깨진 정도에 따라 치아색이 나는 재료로 때우는 치료를 하는 경우도 있습니다.

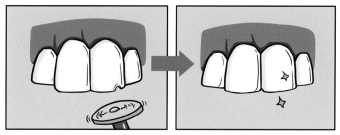

깨진 부위를 다듬는 치료만 한 경우

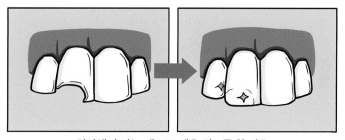

치아색이 나는 재료로 때운 치료를 한 경우

치아가 부딪혀서 들어갔을 때

📍 유치가 잇몸 안으로 조금 들어갔다면 다시 돌아옵니다

유치는 잇몸 안으로 조금 들어갔을 때 대부분 3~4주 안에 정상 위치로

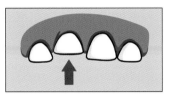
유치가 잇몸 안으로 살짝 들어간 경우

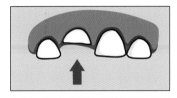
유치가 잇몸 안으로 많이 들어간 경우

돌아옵니다. 크게 걱정하지 않으셔도 되지만, 나중에 나올 영구치와의 관계를 확인해야 하므로 치과에 가서 방사선 사진을 찍어보길 권합니다. 치아가 잇몸 안으로 많이 들어갔어도 원래 자리로 나올 확률이 높지만, 우선 치과에 방문하여 진료를 받아야 합니다.

♀ 영구치가 잇몸 속으로 많이 들어갔다면 치료가 필요합니다

영구치가 잇몸 속으로 조금 들어간 경우 자연스럽게 정상 위치로 나오길 기대할 수 있습니다. 하지만 잇몸 속으로 많이 들어간 경우에는 치아를 뽑아서 원래 자리에 다시 심거나, 교정을 통해 치아를 밖으로 빼내야 할 수도 있습니다. 영구치는 치아가 완전히 완성된 상태에서 나오는 것이 아니라 나오면서 뿌리가 완성됩니다. 일반적으로 뿌리가 어느 정도 완성된 영구치는 자연스럽게 정상 위치로 나오길 기대할 수 있습니다. 하지만 경우에 따라 신경치료를 해야 할 수도 있습니다.

치아가 밖으로 튀어나왔을 때

♀ 유치는 튀어나온 정도나 상황에 따라 다르게 조치합니다

주변 치아와 비교해서 아주 조금(약 3mm) 튀어나온 유치는 자연스럽게 원래 위치로 돌아오길 기다리거나, 마취를 한 후 원래의 자리로 밀어넣어줍니다. 하지만 누가 보아도 많이 튀어나왔거나, 심하게 움직이거나, 빠질 시기에 임박했다면 빼는 것을 원칙으로 합니다.

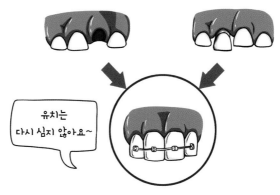

영구치가 빠져나온 경우 다시 넣고 철사로 고정합니다

영구치는 가능한 빨리 원래 자리에 넣어줍니다

이때는 치아를 만지지 말고 즉시 치과의사와 상의한 후 치료를 결정해야 합니다. 일반적으로 치과에서는 마취 후 원래의 자리로 치아를 넣어줍니다. 하지만 다시 밖으로 나오려 하는 성질이 있기 때문에 주변 치아와 함께 2~3주간 철사로 고정하여 원래 자리로 돌아올 수 있게 해야 합니다. 치료 후에도 충격으로 인해 치아 뿌리가 짧아지거나, 신경이 죽어 치아색이 변할 수 있습니다. 이러한 경우 치아 뿌리나 신경의 상태를 확인하기 위해 2주마다 치과에서 검사를 받아야 합니다.

치아가 완전히 빠졌을 때

빠진 이를 찾아 즉시 치과에 가야 합니다

치아가 완전히 빠졌다면, 치아를 찾아 치아의 머리 부분을 잡고 치아가 빠진 자리에 넣어서 즉시 치과에 가야 합니다. 아주 어린아이는 입안에 넣었다가 자칫하면 삼킬 수도 있기 때문에 권하지 않습니다. 빠진 치아가 더러워졌을 때는 차가운 흰 우유 혹은 식염수에 치아를 담근 상태로 치과에 가야 합니다. 5분 이내에 빠진 치아를 원래의 자리에 심는 경우

가장 결과가 좋다는 연구가 있습니다. 영구치는 가능한 한 빨리 원래의 자리에 심은 후 철사로 고정해주어야 합니다. 일반적으로 2주간 고정을 하며, 항생제와 진통제를 먹어야 합니다.

♀ 빠진 이를 우유나 식염수에 담그는 이유

아이가 미끄럼틀을 타다가 엎어지거나 어딘가에 부딪혀 이가 부러지기도 하고 빠지기도 합니다. 이때 빠진 이를 어떻게 해야 할지 몰라 그냥 버리거나 휴지에 싼 상태로 치과에 가는 경우가 있습니다. 하지만 빠진 치아라도 빠른 시간 내에 원래의 자리에 넣으면 살아나기도 합니다. 빠진 치아의 주변에는 치주인대라고 하는 치근막이 있습니다. 치주인대에는 많은 섬유세포가 있어 살아 있는 조직으로 기능할 수 있도록 도와줍니다. 그런데 치아가 빠진 채로 공기 중에 그대로 노출되면 30분 이내에 치주인대가 말라 섬유세포가 기능을 잃어버리게 됩니다. 그러므로 치아가 빠졌을 때 가장 중요한 것은 치아가 마르지 않도록 하는 것입니다. 우유나 식염수는 신체의 농도와 유사하기 때문에 치주인대에 있는 섬유세포의 기능을 유지해줍니다. 가능한 빨리 흰 우유나 식염수에 담가서 5분 이내로 치과에 내원하시기 바랍니다.

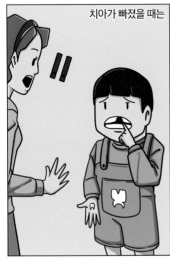
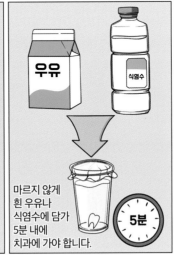

치아가 빠졌을 때는

우유
식염수

마르지 않게
흰 우유나
식염수에 담가
5분 내에
치과에 가야 합니다.

5분

◍ 유치가 빠졌다면 다시 심지 않습니다

유치가 빠진 경우에는 나중에 나올 영구치가 손상을 받을 수 있으므로 다시 심지 않습니다.

치아의 머리와 뿌리가 분리되었을 때

치아의 머리와 뿌리 부분이 분리되어 신경이 노출되었다면, 신경치료를 하고 씌워서 사용할 수 있습니다. 유치와 영구치 모두 치과의사와 상의한 후 치료를 결정해야 합니다. 때에 따라서는 치아를 빼야 할 수도 있습니다.

입술이나 잇몸에서 피가 날 때

◍ 치료 없이 낫는 경우도 있습니다

볼을 씹었거나 무언가에 조금 긁힌 정도여서 피가 조금 나는 입안 상처는 침의 항균작용에 의해 2~3일 안에 자연스럽게 아뭅니다. 아이는 상처가 났을 때 많이 울다가도 그 순간이 지나면 무슨 일이 있었냐는 듯 밥도 잘 먹고 물도 잘 마십니다. 다만 2~3일이 지나도 상처가 아물지 않거나 주변에 상처가 더 심해진다면 치과의사의 진료를 받아야 합니다.

◍ 상처가 크다면 바로 응급실로 가야 합니다

눈으로 보기에 상처가 깊거나 많이 찢어졌다면 바로 큰 병원의 응급실로 가야 합니다. 거즈나 휴지로 압박한 후 즉시 응급실로 가십시오.

◍ 상순소대가 찢어져 피가 나기도 합니다

윗입술 안쪽에서 위쪽 앞니와 연결된 부분이 상순소대입니다. 상순소대가 위쪽 앞니의 잇몸에 가깝게 붙어 있으면, 수저나 칫솔에 의해 찢어지는 경우가 많습니다. 상순소대가 입술 안쪽의 점막까지 깊이 찢어지지 않고 금방 피가 멈췄다면 상처는 자연스럽게 아뭅니다. 하지만 깊게 찢어졌거나 시간이 지나도 아이가 너무 많이 울면 치과의사의 진료를 받는 것이 좋습니다. 상순소대가 찢어지면 하루 이틀 정도는

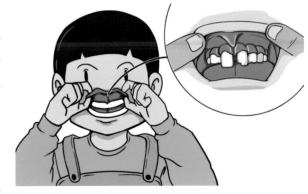

사과처럼 단단한 음식을 베어 먹지 않도록 주의해야 합니다. 오래되어 벌어진 칫솔은 상순소대를 찢을 수 있으므로 사용하지 않도록 합니다. 참고로 상순소대가 위쪽 앞니의 잇몸에 가깝게 붙어 있으면 나중에 영구치의 앞니가 벌어져서 나올 수 있기 때문에 치과에서 일부러 잘라주는 경우도 있습니다.

치아가 부딪혀 색이 변했을 때

몸이 어딘가에 부딪히면 멍이 드는 것처럼 치아도 마찬가지입니다. 치아도 멍이 든 곳을 만지면 통증을 느낍니다. 부딪혀 치아가 아프거나 주변 잇몸에서 피가 난다면 치아에 멍이 든 것입니다. 특별한 치료를 받을 필요는 없지만, 치아에 무리가 가지 않도록 해야 합니다. 통증이 심하면 항생제와 진통제를 복용하기도 합니다.

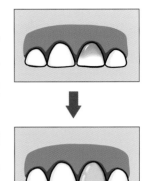

• **멍이 든 치아는 시간을 두고 잘 지켜보세요** 멍이 든 치아는 자연스럽게 괜찮아질 수도 있고, 충격으로 치아 안의 신경이 손상될 수도 있습니다. 치아를 만져도 아프지 않고, 색이 변하지 않고, 음식을 먹는 데 지장이 없다면 멍이 잘 아물었다고 판단하셔도 됩니다. 하지만 어느 날 아이의 다친 치아를 봤는데 색이 어둡게 변해 있다면 부딪힌 충격 때문에 치아

설소대에 문제가 있으면?

혀의 아랫면과 입의 바닥을 살펴보면 이곳을 연결하는 띠가 보이는데, 이것을 설소대라고 합니다. 설소대 이상은 아주 어릴 적에 발견하면 문제가 되지 않습니다. 수술을 한다 해도 수술 자체가 그리 어렵지 않기 때문에 걱정할 필요가 없습니다. 설소대 수술을 하는 병원에 가면 대부분 별문제없이 잘라

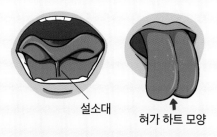

설소대

혀가 하트 모양

줍니다. 다만, 너무 어린 신생아 때 수술을 하기 때문에 소아과나 소아를 잘 보는 치과를 추천합니다. 간혹 아이가 클 때까지 심한 설소대 이상을 방치하다가 부정교합이 생기는 사례가 있지만 흔한 경우는 아닙니다. 설소대에 문제가 발견되면 가급적 빠른 시간 안에 의사와 수술 여부를 상의하는 것이 좋습니다.

• 설소대 이상은 쉽게 진단해볼 수 있습니다

유아기에는 설소대가 혀끝에 가깝게 붙어 있는 것을 흔히 관찰할 수 있습니다. 혀를 앞으로 내밀었을 때 혀끝이 알파벳 W 모양(하트 모양)으로 보이며, 혀를 들어올렸을 때 V자 모양으로 확인됩니다. 이렇게 이상이 보이면 바로 병원에서 확인해야 합니다. 혀를 내밀었을 때 입술 아래까지 더 이상 내려가지 않으면 수술을 해줍니다.

• 설소대 이상과 치아 부정교합

요즘에는 설소대 이상을 일찍 발견하기 때문에 부정교합으로 이어지는 경우가 거의 없습니다. 설소대 이상이 심한 아이는 이유식이 끝나고 성인과 같은 식사를 하기 시작하면서 음식물을 삼킬 때 혀끝과 일부분이 입천장에 붙은 채 움직입니다. 치료하지 않으면 혀가 입천장에 낮게 위치한 채로 음식물을 삼키게 되고, 발음할 때도 아래쪽 앞니를 비정상적으로 밀게 되면서 아래 앞니가 앞으로 뻐드러지고 치열궁 모양도 변합니다.

안의 신경이 손상되었을 가능성이 있습니다. 이럴 때는 치과를 찾아 치료를 받아야 합니다. 유치는 나오고 있는 영구치와의 관계에 따라 신경치료를 하거나 치아를 뺄 수도 있습니다. 영구치도 치아 뿌리가 완전히 완성되었는지에 따라 치료 방법이 달라지므로 치과의사와 상의해야 합니다.

4. 부정교합과 치아교정

옛날에는 쌀, 보리 등으로 지은 밥과 채소 반찬을 주로 먹었습니다. 지금 아이들은 어떤가요? 나물이나 채소를 잘 먹으면 칭찬받는 일이 되었습니다. 요즘 아이들은 오래 씹어야 하는 나물이나 채소가 아니라, 조금만 씹어도 삼키기 쉬운 빵이나 밀가루 음식을 주로 먹습니다. 질긴 음식을 잘 씹어야 턱뼈도 잘 자라는데, 부드러운 음식만 주로 먹다 보니 턱뼈도 좁고 치아도 삐뚤어진 부정교합이 늘어나고 있습니다. 아이의 치아가 부정교합이라면 언제 치료해야 하는지, 어떻게 치료해야 하는지 엄마들도 걱정이 많습니다.

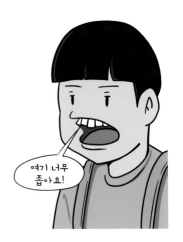

여기 너무 좁아요!

부정교합에 대해 자세히 알아봅시다

말 그대로 치아가 삐뚤빼뚤하게 나고 위아래 턱이 조화롭지 못한 것입니다. 윗니와 아랫니가 톱니바퀴처럼 잘 맞아야 음식도 잘 씹고, 발음도 좋아지고, 얼굴이 조화를 이루어 예뻐 보입니다.

📍 부정교합은 왜 생기나요?

• **유전 또는 나쁜 습관 때문입니다** 부모로부터 물려받은 유전이라고 알려져 있지만, 입 호흡 같은 구강에 나쁜 습관으로 인해 부정교합이 생기기도 합니다. 구강에 나쁜 습관으로는 입 호흡, 손가락 빨기, 혀로 치아 밀기, 한쪽으로 씹기, 턱 괴기 등이 있습니다. (자세한 내용은 67쪽 <구강에 좋은 습관, 나쁜 습관>편을 참고하십시오.)
• **평상시 혀의 위치에 따라 치아와 턱 모양이 달라집니다** 가만히 있을 때 혀

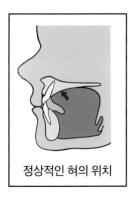

정상적인 혀의 위치

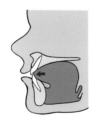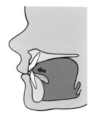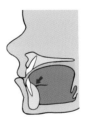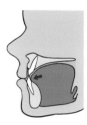

혀를 어디에 놓느냐에 따라 치아의 모양이 변해요

의 올바른 위치는 입천장입니다. 입천장은 혀 위치의 거울입니다. 혀를 입천장에 붙이고 있지 않으면 위턱이 좁아지고 아래턱이 나오거나 치아가 앞으로 돌출되는 얼굴형이 됩니다.

• <u>아이들의 자세도 문제입니다</u> 구부정하게 핸드폰을 보는 자세는 거북목처럼 되기 쉽습니다. 거북목이 되거나 어깨가 앞으로 말아져 굽어지면 목 근육이 아래턱의 성장을 방해해 무턱이 되기 쉽습니다.

부정교합의 원인

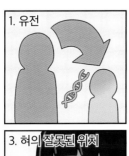

1. 유전

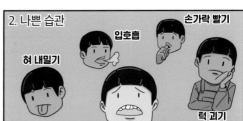

2. 나쁜 습관
혀 내밀기
입호흡
손가락 빨기
턱 괴기

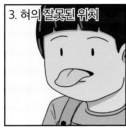

3. 혀의 잘못된 위치

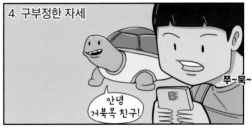

4. 구부정한 자세

안녕 거북목 친구!

쭈~욱~

• **치아가 이상한 경우** 윗니가 아랫니를 덮는 정상교합 외에 치아가 틀어진 경우를 말합니다. 틀어진 치아의 종류는 매우 다양합니다.

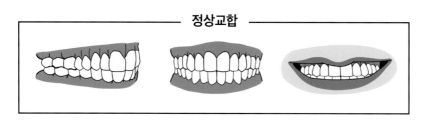

정상교합

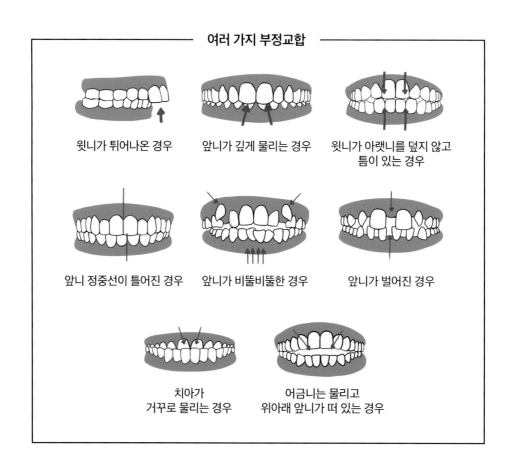

여러 가지 부정교합

윗니가 튀어나온 경우

앞니가 깊게 물리는 경우

윗니가 아랫니를 덮지 않고 틈이 있는 경우

앞니 정중선이 틀어진 경우

앞니가 비뚤비뚤한 경우

앞니가 벌어진 경우

치아가 거꾸로 물리는 경우

어금니는 물리고 위아래 앞니가 떠 있는 경우

• **턱이 이상한 경우** 턱이 지나치게 앞으로 나왔거나 들어간 경우입니다.

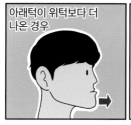
아래턱이 위턱보다 더 나온 경우

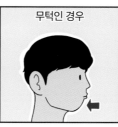
무턱인 경우

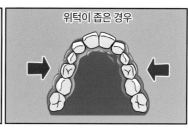
위턱이 좁은 경우

📍 부정교합을 그냥 두면 어떤 문제가 생기나요?

• **충치와 잇몸병이 잘 생깁니다** 삐뚤삐뚤한 치아 때문에 칫솔질이 깨끗하게 되지 않아 충치와 잇몸병이 잘 생깁니다. 앞니가 튀어나온 아이는 튀어나온 앞니 때문에 입술이 다물어지지 않아 입 호흡을 하기 쉬워집니다.

• **음식을 잘 씹을 수 없게 됩니다** 음식을 잘게 씹어 먹지 못해 소화가 잘 되지 않아 소화장애가 생기기 쉽습니다. 위아래 앞니가 맞닿지 않은 경우 국수나 면류를 끊어 먹기 힘들기도 합니다. 씹기 편한 한쪽으로만 오래 씹게 되면, 얼굴이 틀어지는 안면비대칭도 생길 수 있습니다. 턱관절에 무리를 주어 턱관절 장애로 고생하는 경우도 더러 있습니다.

• **아이가 스트레스를 받을 수 있습니다** 치아 구조나 턱 모양 때문에 친구들에게 놀림받을 수 있습니다. 친구들이 놀리면 잘 웃지 않고 소극적인 성격이 됩니다. 특히 주걱턱은 불만 있어 보이는 인상이 되어 스트레스를 받기 쉽습니다.

• **수면장애가 생깁니다** 잠이 보약이라는 말처럼 아이들은 자면서 성장하고 내부 장기도 자랍니다. 부정교합이 있어 입으로 숨을 쉬고 혀에 힘이 없으면, 누웠을 때 혀가 뒤로 처지면서 코골이나 수면 무호흡증이 생겨 깊이 잠들지 못하고 얕은 잠을 자게 됩니다. 잠을 잘 못 자면 지나치게 산만하고 소극적이거나 욱하는 성격이 되기 쉽습니다. 성격 형성에도 영향을 미친다는 것을 알아두셔야 합니다.

(자세한 내용은 155쪽 <수면장애>편을 참고하십시오.)

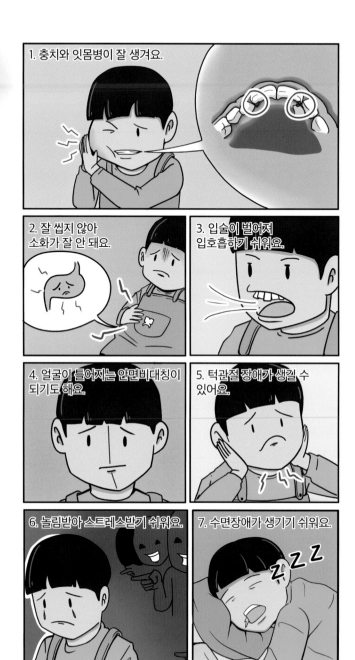

치아교정에 대해 알고 싶은 것들 Q&A

💡 치아교정을 하려면 언제가 가장 좋은가요?

부정교합이 있는 아이를 둔 부모들이 가장 많이 하는 질문입니다. 듬성듬성해야 하는 유치가 너무 빼곡하게 나 있거나, 유치가 충치나 외상에 의해 시기보다 일찍 빠졌거나, 영구치가 올바르게 나는지 걱정될 때 치아교정을 해야 하는지 궁금해하기도 합니다. 아이에게 부정교합이 있어 만 5~10세에 하는 교정을 1차 교정이라고 합니다. 1차 교정을 하는 이유는 턱뼈의 성장과 발육을 올바르게 해 치아가 정상교합이 되도록 유도하기 위함입니다. 이 시기의 아이는 설명을 잘 알아듣고 효과도 무척 좋습니다. 어릴 때 부정교합이 있어도 정기적으로 구강검진만 잘하면 크면서 좋아지는 경우도 있습니다.

1차 교정이 필요한 경우

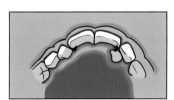

영구치가 삐뚤게 난 경우

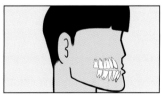

위, 아래턱의 성장 조절이 필요한 경우

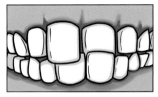

거꾸로 물리는 영구치가 1개라도 있는 경우

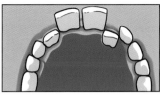

치아가 나올 공간이 부족한 경우

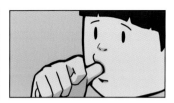

손가락 빨기, 입호흡, 한쪽으로만 씹기 등 안 좋은 습관의 차단이 필요한 경우

◉ 1차 교정만 해도 되나요?

1차 교정에 관해 가장 많이 하는 질문입니다. 1차 교정은 말 그대로 1차 교정입니다. 성장하는 아이의 얼굴 모양을 잡아주고 부정교합의 원인을 차단해줄 뿐입니다. 영구치가 다 올라오고 나서 2차 교정이 필요한 경우도 많습니다.

◉ 1차 교정에서 사용하는 장치는 어떤 것이 있나요?

1. 뺐다 끼우는 장치

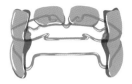 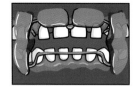

2. 확장교정 장치

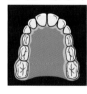 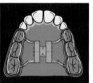 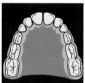

3. 구강근육의 기능 훈련 장치

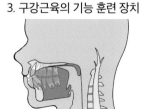 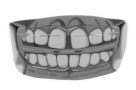

4. 치아에 붙이는 장치

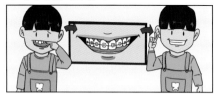

5. 얼굴 밖으로 연결된 장치

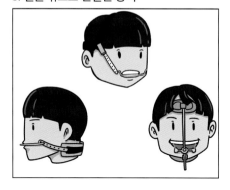

• 아이의 치아와 턱뼈의 생김새에 따라 사용하는 장치가 다릅니다. 어떤 장치를 선택할지, 치료기간은 어떻게 할지 등은 진단 후 치과의사와 상의하여 결정합니다.

확장교정이란? (왼쪽 그림 2번 참조)

윗니를 올려다보거나 아랫니를 내려다보았을 때의 아치형 모양을 악궁 또는 치열궁이라고 합니다. 아치형이어야 하는 악궁이 크기가 작거나 폭이 좁은 아이들이 있습니다. 악궁이 좁아지면 부정교합이 되거나 턱이 올바르게 성장하지 않을 수 있습니다. 악궁이 좁아지는 원인은 입 호흡, 올바르지 못한 혀 위치, 손가락 빨기 같은 나쁜 습관 때문입니다. 확장교정은 악궁을 확장시켜 턱을 올바르게 성장하도록 하고 영구치가 고르게 나도록 도와줍니다. 확장교정은 대부분 폭을 넓혀주는 장치를 이용하는데 종류가 매우 다양합니다. 주기적으로 장치의 나사를 돌려야 하므로 보호자의 협조가 매우 중요합니다.

아직 유치만 있는데 부정교합이면 어떻게 해야 하나요?

만 6세 미만 아이에게는 치아에 각각 붙이는 교정치료를 거의 하지 않습니다. 그런데 만 6세 미만의 아이가 구강에 좋지 않은 영향을 주는 나쁜 습관이 심하다면 고치도록 훈련을 하는 것이 좋습니다. 아이가 어려 협조가 어려우면 지켜보다가 시작하기도 합니다. 특히 입술을 다무는 것이 어색하거나 거꾸로 물리는 유치가 있는 경우는 크면서 서서히 좋아지기도 하나 꾸준한 검진이 필요합니다. 다음 페이지의 그림과 같은 경우 치과의사와 상담하는 것이 좋습니다.

성장기에 교정치료를 받으면 부정교합이 다시 생기지 않나요?

그럴 수도 있고 아닐 수도 있습니다. 성장기에 교정치료를 받으면 치아가 원래 상태로 돌아가 부정교합이 다시 생기지 않는지 묻는 부모님들이 많습니다. 부정교합 치료는 성장기 아이나 어른이나 모두 하는 치료입니다. 치아교정을 시작하고 치아가 가지런하게 서서히 이동하는 과정에서 잇몸의 연조직이 다시 생기게 되는데, 그 기간은 대략 1년 정도입니다. 이때 치료를 잘 받지 않고 장치를 소홀히 끼거나 정기적으로 검진을 하지 않으면, 치아가 다시 원래 자리로 돌아갑니다. 치아교정 후 유지장치가 필요한 경우라면 유지장치를 사용해 부정교합이 재발하는 것을 막습니다.

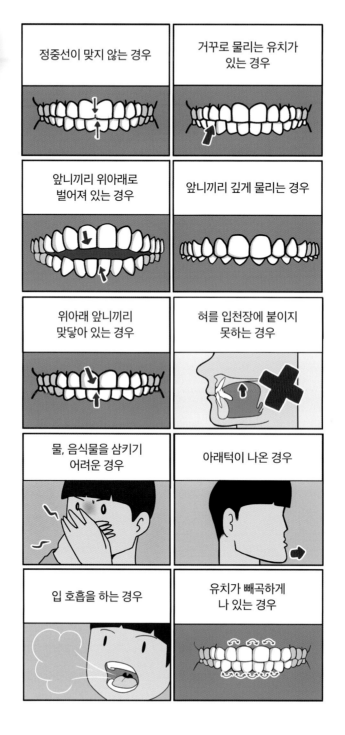

정중선이 맞지 않는 경우

거꾸로 물리는 유치가
있는 경우

앞니끼리 위아래로
벌어져 있는 경우

앞니끼리 깊게 물리는 경우

위아래 앞니끼리
맞닿아 있는 경우

혀를 입천장에 붙이지
못하는 경우

물, 음식물을 삼키기
어려운 경우

아래턱이 나온 경우

입 호흡을 하는 경우

유치가 빼곡하게
나 있는 경우

영구치가 조금 삐뚤어진 경우라면 치아교정은 언제 해도 상관없습니다. 하지만 성장하는 시기에 턱뼈가 올바르게 자라지 못하고 있다면 바로잡아야 합니다. 턱뼈가 좁은지, 아래턱이 위턱보다 나와 있는지, 혀를 입천장에 대고 있는지, 나쁜 습관이 있는지 치과의사가 검진해야 합니다. 턱뼈가 제대로 성장하지 못하면 많은 부작용이 생깁니다.

교정치료 효과가 좋으려면

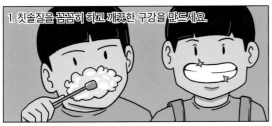

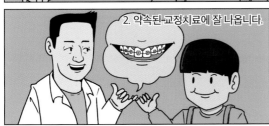

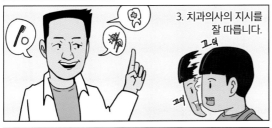

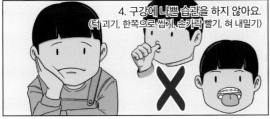

♀ 무턱이나 주걱턱이면 치료하기 좋은 시기가 따로 있나요?

주기적으로 검진하면서 치료 시기를 결정하는 것이 좋습니다. 아이마다 키가 다른 것처럼 턱이 성장하는 시기가 조금씩 다르므로 치료 시기도 다릅니다. 그러므로 유치에서 영구치로 교환되는 만 6세경에 치과 검진을 하는 것이 좋습니다.

♀ 치아교정을 하면 기간은 얼마나 걸리나요?

기간은 경우에 따라 다릅니다. 치아가 삐뚤삐뚤한 정도, 아이가 협조하는 정도, 치아가 움직이는 속도 등에 따라 달라집니다. 일반적인 1차 교정기간은 6개월~1년 정도입니다. 영구치가 모두 나온 후 진행하는 2차 교정은 1년~2년 6개월, 부분교정은 6~10개월 정도 걸립니다.

5. 구내염

밥을 잘 못 먹을 정도로 입안이 헐어서 고생한 기억이 한번쯤 있을 것입니다. 입안에는 건강한 상태에서 수많은 세균이 살고 있습니다. 그러다가 면역력이 떨어지거나 입안 점막을 다치면 입속 세균에 의해 염증이 생깁니다. 세균, 바이러스, 곰팡이 등에 의해 입안에 발생하는 통증이 있는 염증성 질환을 모두 구내염이라고 합니다. 구내염은 다양한 증상으로 나타나며 전염되기도 합니다. 입안이 아프고, 구강 점막이 헐고, 하얀 반점이나 빨간 수포가 생깁니다. 입안이 붓거나 피가 나고 몸에 열이 나는 경우도 있습니다. 특별히 치료하지 않아도 없어지기도 합니다. 하지만 구내염은 매우 다양하면서도 모양이 서로 비슷하기 때문에 병원에서 치료받아야 합니다. 특히 면역력이 약한 아이에게 잘 생기기 때문에 조심해야 합니다.

입안에 하얗고 동그란 반점이 생기는 아프타성 구내염

통증과 함께 하얗고 동그란 형태로 생기는 것은 아프타성 구내염입니다. 흔히들 피곤할 때 "혓바늘이 돋았다", "입안이 헐었다"라고 말하는 그것입니다. 정확한 원인은 밝혀지지 않았지만, 칫솔질을 하다가 부딪히거나 뾰족한 것에 찔려서 생긴 상처가 원인이 될 수 있습니다. 또 면역력이 약해졌거나 입안이 깨끗하지 못하여 세균, 바이러스에 감염되어도 그렇습니다. 아프타성 구내염을 예방하는 방법은 음식물을 씹을 때 생선가시나 멸치 같은 뾰족한 음식에 찔리지 않도록 조심하고, 이쑤시개로 잇몸을 함부로 쑤시지 않아야 합니다. 잘 먹고 충분한 휴식을 취하는 것이 가장 좋은 예방법입니다. 비타민 C를 자주 섭취하는 것도 도움이 된다는 연구결과가 있습니다.

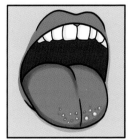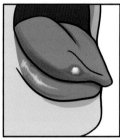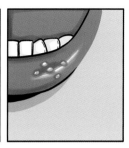

구내염은 입안 다양한 부위에 나타납니다.

입안이 크림처럼 하얗게 허는 아구창

잘 먹지 못하고 울면서 보채는 아이의 입안에 하얀 찌꺼기가 없어지지 않는다면 아구창일 수 있습니다. 아구창은 잇몸이나 혓바닥 같은 입안 점막에 생기는 곰팡이균 감염입니다. 면역력이 약하고, 무엇이든 입으로 가져가는 아이들의 특성상 잘 생길 수 있습니다. 입안에 하얗게 생긴 것 때문에 수유 중인 모유나 분유 찌꺼기가 입안에 남아 있다고 오해할 수 있는데, 둘을 구분하는 방법은 간단합니다. 깨끗한 가제수건으로 살살 닦았을 때 없어지지 않는다면 아구창일 수 있습니다. 또 아구창에 걸린 아이는 잘 먹지 못하고 심하게 보채기 때문에 조금만 관찰하면 쉽게 구분할 수 있습니다. 아구창을 예방하려면 모유 수유를 하기 전 엄마의 유두를 깨끗하게 닦아줍니다. 분유를 먹는 아기라면 젖병 소독을 깨끗하게 합니다. 아이가 자주 빠는 장난감도 소독을 철저히 해야 합니다. 아구창이 생겼을 때는 병원에서 항진균제를 처방받아 먹으면 대부분 금방 낫습니다.

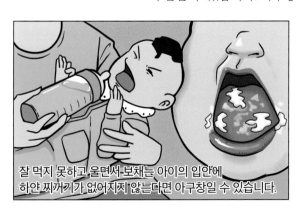

잘 먹지 못하고 울면서 보채는 아이의 입안에 하얀 찌꺼기가 없어지지 않는다면 아구창일 수 있습니다.

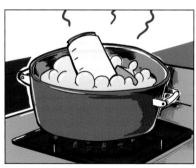

아구창 예방 방법

아기가 빠는 젖병의 소독을 철저히 합니다.

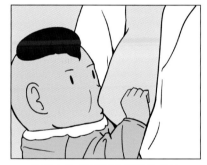

모유수유 전 유두를 깨끗이 하고 유두에 상처가 있다면 주의합니다.

물집이 생기는 헤르페스 바이러스

헤르페스 바이러스에 감염되면 입 주변에 물집이 생깁니다. 헤르페스 바이러스에 감염되면 따끔거리는 통증이 있다가 물집이 생깁니다. 입 주변뿐 아니라 구강 점막, 혀, 잇몸에 나타나기도 합니다. 헤르페스 바이러스는 한번 생기면 몸 안에서 완전히 제거되지 않고 평생 신경조직에 숨어 있다가 스트레스나 면역력이 약해질 때

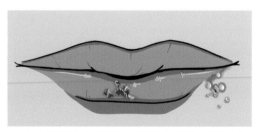

수포가 생겼다가 치유될 때쯤 딱지가 만들어집니다.

다시 나타납니다. 접촉을 통해 감염되므로 헤르페스에 감염된 엄마가 아가에게 뽀뽀를 한다거나, 음료수나 빨대를 같이 사용하는 구강 접촉을 피해야 합니다. 보통 7~10일 정도 지나면 자연적으로 치유됩니다. 만약 헤르페스 바이러스가 너무 자주 발생한다면 항바이러스 연고약을 사용하는 것도 좋습니다. 하지만 항바이러스제를 사용한다고 해서 완치되는 것은 아닙니다.

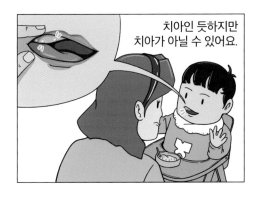

치아인 듯하지만 치아가 아닐 수 있어요.

잇몸에 생긴 흰색 알갱이

치아가 나올 부위에 치아가 아니라 쌀알이나 진주처럼 하얗고 둥근 알갱이가 보이는 경우가 있습니다. 치아가 잇몸을 뚫고 나오는 순간에 잠깐 동안 그렇게 보이기도 합니다. 하지만 잇몸에 상처를 입었거나 다른 구내염으로도 하얗게 보일 수 있으므로 치과에 가서 정확히 진단받는 것이 좋습니다.

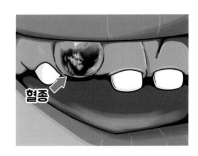

혈종

검푸르게 잇몸이 붓는 맹출성 혈종

어금니가 아직 나오지 않은 어금니자리가 잇몸이 붓고 검푸르스름하게 보입니다. 맹출성 혈종은 통증은 없습니다. 치아가 나오면서 자연스럽게 없어지기 때문에 특별한 치료가 필요하지 않습니다. 하지만 부어 있는 조직이 클 경우 수술로 제거해야 할 수도 있습니다. 혹시라도 맹출성 혈종 외에 다른 것이 의심된다면 치과 검진을 받아보는 것이 좋습니다.

치아 때문에 생기는 구내염

치아가 한두 개 나왔을 때나 태어날 때부터 나와 있는 유치가 있으면 혀 아래쪽이 쓸려서 궤양이 생기는 경우가 있습니다. 주로 수유할 때 치아가 설소대 부위에 쓸려서 궤양이 생깁니다. 원인이 되는 유치의 끝부분을 갈아 둥글게 만들거나 치과 재료를 이용하여 덮어씌우는 치료를 합니다. 때에 따라서는 이를 뽑기도 합니다.

전염성이 강한 구내염

입안에 빨간 물집이 보이고 몸에 열이 난다면 꼭 병원에서 치료를 받아야 합니다. 전염성이 강한 구내염인 허판자이나처럼 단순히 입안에 물집만 있기도 하고, 수족구처럼 손발에도 물집이 생기기도 합니다. 같은 바이러스가 원인이라도 증상이 매우 다양합니다. 이런 구내염은 대개 습한 여름이나 가을에 유행성으로 찾아오고, 단체생활을 하는 중에 많이 걸립니다. 면역력이 약한 아이들은 고열에 시달리며 잠을 잘 자지 못하고, 갑자기 먹는 것을 힘들어하기도 합니다. 이런 증상을 보일 때는 반드시 일반병원에서 치료받아야 합니다. 대부분 7~10일 정도면 자연적으로 회복됩니다. 열이 어느 정도 내리면 음식도 며칠 안으로 잘 먹게 됩니다. 하지만 완전히 회복될 때까지 단체생활을 하지 못하기 때문에 아이는 집에서만 시간을 보내야 합니다. 아이에게나 부모에게나 힘든 시간이 될 수 있으므로 미리 예방하는 것이 좋습니다.

6. 턱관절 장애

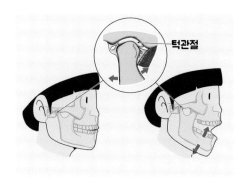

턱관절 장애는 어떠한 원인에 의해 턱관절이나 턱 주변이 불편하고 통증이 있는 것입니다. 턱 주변이 불편하면 어느 병원으로 가야 하는지 몰라 그사이 증상이 악화되는 경우가 많습니다. 턱관절 장애는 턱관절 치료를 전문적으로 하는 치과에서 진료를 받아야 합니다. 턱관절 장애로 인한 통증은 아이의 성장과 발달을 방해하므로 초기에 적절히 치료해야 합니다. 얼굴에 있는 유일한 관절인 턱관절은 귀 앞쪽 움푹 들어간 곳에 있으며, 양쪽에 위치해 있습니다. 아래턱인 하악과 관자뼈(측두골) 사이에서 뼈끼리 닿지 않도록 충격을 완화해주는 역할을 합니다. 턱관절은 씹고 말할 때 가장 많이 움직이는 관절입니다.

턱관절 장애도 치과에서 치료합니다

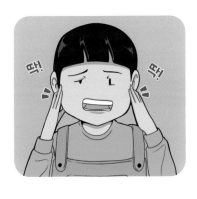

💡 아이의 턱에서 소리가 나는데 괜찮은가요?

턱에서 나는 소리는 '딱!' 소리가 대부분입니다. 일시적으로 턱관절 주변의 인대나 근육이 문제인 경우이므로 시간이 지나면 좋아집니다. 그러나 소리와 함께 입이 잘 안 벌어지거나 턱 주변에 통증이 있다면 반드시 치료를 받아야 합니다. 간혹 머리카락이 갈리는 듯한 소리가 나는 경우도 있는데, 턱관절이 제 위치에 있지 않고 뼈끼리 닿아 나는 소리일 수 있습니다. 적절한 진단과 치료가 필요합니다.

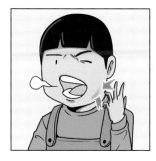 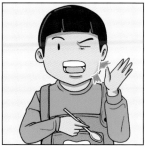

💡 하품하거나 밥 먹을 때 턱이 아프다고 합니다

턱관절이 안 좋을 때 가장 많이 나타나는 증상은 턱 주변이 아프고 입을 벌릴 때 통증이 있는 것입니다. 턱관절 주변의 씹기 근육이나 주변 인대에 문제가 생겨 아프다고 느낍니다. 통증이 심해지면 입을 벌리기 어렵거나 가만히 있어도 아픕니다. 통증이 오래되면 편두통이나 목과 어깨의 통증으로 번지기도 합니다. 어릴 때 턱의 통증이나 두통이 계속되면 만성피로, 학습주의력 결핍 등의 문제가 생겨 의욕이 없고 산만한 아이가 될 수 있습니다.

💡 턱관절이 안 좋으면 귀까지 아픈가요?

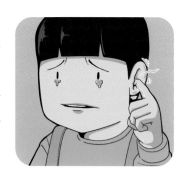

• **턱관절 장애는 귀에 영향을 많이 줍니다** 턱관절 주변의 인대나 근육에 염증이 나타나 통증이 생기면 가까운 귀까지 아프게 됩니다. 턱관절 장애로 인해 이명이 나타나기도 합니다. 귀에 특별한 문제가 없는데 이명이 있다면 턱관절 장애를 의심해볼 필요가 있습니다.

턱관절 장애를 불러오는 원인

💡 구강의 나쁜 습관이 턱관절 장애를 불러옵니다

• **나쁜 습관은 초기에 잘 다스려야 합니다** 한쪽으로 씹기, 이갈이, 이 악물

기, 턱 괴기, 한쪽으로 누워 자는 습관 때문에 턱관절 주변 근육과 인대
에 문제가 생겨 장애가 나타나기도 합니다. 턱관절 장애는 얼굴의 좌우
가 다르게 성장하는 얼굴비대칭을 만들 수 있습니다. 그 밖의 원인으로
는 교통사고 등의 외상, 부정교합, 충치 등으로 치아가 빠진 채로 방치,
스트레스, 입 호흡, 잘못된 자세, 유전 등이 있습니다.

♀ 핸드폰을 오래 보는 습관도 턱관절 장애를 가져옵니다

핸드폰을 사용하면서 장시간 목을 앞으로 빼는 일명 거북목 자세를 하
면 자세가 굳어져 턱관절 장애가 동반되기도 합니다. 아이가 핸드폰 보
는 것을 어찌할 수 없다면 자세라도 바르게 해야 합니다. 성장기 아이에
게 바른 자세는 굉장히 중요합니다.

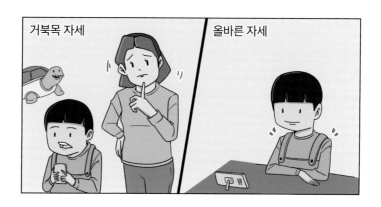

턱관절 장애 전문 치과에서는 어떻게 치료하나요?

턱 주변이 불편하고 통증이 있으면 원인을 찾아 치료 방법을 정합니다.
교합안정장치라고 하는 구강내 장치치료, 호흡이나 혀의 올바른 위치
를 지도하는 구강근기능훈련을 합니다. 치아의 교합으로 인해 턱관절
에 무리가 갈 우려가 있는 경우에는 치아교정 치료를 하기도 합니다. 턱

주변 근육을 부드럽게 하고 통증을 줄여주는 물리치료를 할 때도 있습니다.

📍 교합안정장치란?

식사할 때를 제외하고 평상시에도 치아끼리 맞닿아 있으면 턱관절과 주변의 씹기 근육은 쉬지 못합니다. 교합안정장치란 턱관절이 쉴 수 있도록 윗니와 아랫니 사이에 간격을 두고 띄워주는 장치입니다. 스플린트(splint)라고 하며, 흔히 운동선수들이 끼는 마우스피스를 딱딱하게 제작한 것이라고 보면 됩니다. 교합안정장치는 이갈이 습관을 방지하는 기능도 합니다. 급성 통증이 있을 때 증상을 줄이기 위해 일시적으로 착용하기도 합니다. 다만 너무 오랫동안 교합안정장치를 착용하면 턱 성장을 오히려 방해할 수 있으므로, 턱이 좋지 않다고 해서 무조건 교합안정장치를 사용하지는 않습니다.

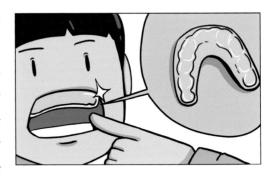

7. 수면장애

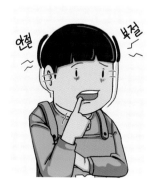

산만하고 오래 집중하는 것을 싫어하는 아이들이 있습니다. 아이의 기질이 원래 그렇다고 생각할 수 있지만, 수면에 문제가 있어서 산만한 성격이 될 수 있습니다. 잠을 잘 자지 못하면 성장저하, 학습저하의 원인이 됩니다. 아이의 수면에 관심을 가져야 하는 이유입니다.

코골이와 수면 무호흡

아이도 코골이는 물론 수면 무호흡이 있나요?

그렇습니다. 수면 무호흡이란 수면 중에 일시적으로 호흡이 되지 않는 것입니다. 코골이와 수면 무호흡이 있으면 잠이 부족해 성격이나 행동에 문제가 생길 수 있습니다. 문제로는 과격함, 화를 참지 못함, 산만함, 무기력함 등이 있습니다. 낮에 자주 졸고 늘 피곤하며, 악몽을 자주 꾸고, 아침에 못 일어나기도 합니다. 아이가 또래보다 성장이 느리거나 학습이 부진하다면 수면장애가 있는지 체크해보는 것이 좋습니다.

코골이와 수면 무호흡은 왜 생기나요?

원인은 매우 다양하나 가장 큰 요인은 공기의 이동통로인 기도가 좁아서입니다. 기도가 좁은 데는 여러 가지 이유가 있습니다. 비만인 아이는 목둘레가 두꺼워지면서 기도가 좁아집니다. 편도선이 커져서 기도를 막거나, 위턱의 폭이 좁거나 아래턱이 무턱이어도 코골이와 수면 무호흡이 생깁니다. 혀가 크거나 힘이 없어 누웠을 때 목 뒤로 넘어가는 경우에도 생기는데, 이것은 치과 영역과 관련이 많습니다. 코가 막히는 비염도 원인이 됩니다. 요즘 아이들은 핸드폰을 많이 사용하면서 거북목이 되기 쉬운데, 그러면 아래턱의 성장이 저하되어 기도가 좁아지기도 합니다.

수면장애의 문제와 처방

수면장애가 있으면 몸에 이상이 생기나요?

어릴 때 시작된 수면장애가 어른까지 지속되면 뇌혈관계질환, 심혈관계질환, 당뇨, 고혈압 등 전신질환으로 이어지기 쉬우며, 미국 위스콘신 대학의 연구조사에 따르면 암 사망률이 일반인에 비해 8.6배 높다고 합니다. 이처럼 전신에 영향을 주므로 어릴 때부터 수면장애가 있는지 점검하고 예방해야 합니다.

어떻게 고쳐야 하나요?

- **구강 상태를 점검해야 합니다** 입천장 폭이 좁지 않은지, 무턱인지를 평가해야 합니다. 턱이 좁거나 무턱인 경우에는 반드시 부정교합을 치료해 치아와 턱이 올바르게 자라도록 해야 합니다.
- **가정에서 혀 운동을 열심히 합니다** 혀에 힘이 없거나 유독 크다면, 혀 운동으로 혀의 근력을 키우는 것이 좋습니다.

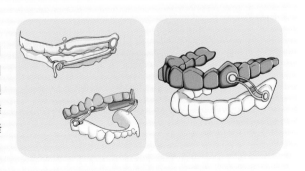

잠깐! 의학상식
코골이 장치란?

성인의 경우 코골이 장치나 양압기를 사용하기도 합니다. 구강구조를 개선하기 어렵다면 치과에서 코골이 장치를 제작합니다. 수면 관련 진료과에서 양압기를 사용하여 산소 흡입량을 늘려 각종 전신질환을 예방하고 수면의 질을 좋게 하는 방법도 있습니다.

수면장애 치료 방법

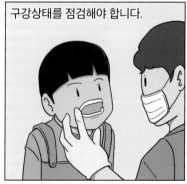

구강상태를 점검해야 합니다.

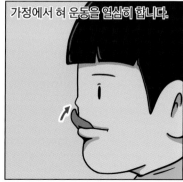

가정에서 혀 운동을 열심히 합니다.

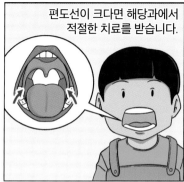

편도선이 크다면 해당과에서 적절한 치료를 받습니다.

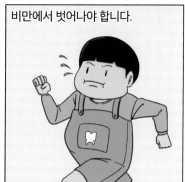

비만에서 벗어나야 합니다.

- **편도선이 크다면 해당과에서 적절한 치료를 받습니다** 아데노이드 편도, 편도선 비대의 경우 소아과나 이비인후과에서 적절한 치료를 받으십시오.
- **비만에서 벗어나야 합니다** 적절한 운동과 식이조절을 통해 비만에서 벗어나야 합니다. 특히 복부비만은 수면 무호흡과 매우 관련이 높습니다.

건강한 수면을 위한 지침

1. 잠자리에 드는 시간과 아침에 일어나는 시간을 규칙적으로 하십시오.
2. 낮에 40분 동안 땀이 날 정도로 하는 운동은 수면에 도움이 됩니다. 하지만 잠자기 3~4시간 이내에 하는 과도한 운동은 수면을 방해할

수 있으니 피하십시오.

3. 가능한 한 낮잠은 자지 않도록 노력하고, 자더라도 15분 이내로 제한하십시오.

4. 잠자기 4~6시간 전에는 카페인(커피, 콜라, 녹차, 홍차 등)이 들어 있는 음식을 먹지 마십시오. 하루 중에도 카페인의 섭취를 최소화하는 것이 좋습니다. 카페인은 각성제로 수면을 방해할 수 있습니다.

5. 담배를 피운다면 끊는 것이 좋은 수면에 도움이 됩니다. 특히 잠잘 즈음과 자다가 깼을 때 하는 흡연은 다시 잠드는 것을 방해합니다.

6. 잠을 자기 위해 늦은 밤 알코올을 마시지 마십시오. 알코올은 일시적으로 졸리게 하지만, 밤 늦게 잠을 깨울 수 있으며 아침에 일찍 깨어나게 합니다.

7. 잠자기 전 과도한 식사나 수분 섭취를 제한하십시오. 간단한 스낵은 수면을 유도할 수 있으나 과식은 수면을 방해합니다.

8. 잠자리에 소음을 없애고, 온도와 조명을 안락하게 조절하십시오.

9. 수면제를 습관적으로 사용하지 마십시오.

10. 과도한 스트레스와 긴장을 피하고 이완하는 것을 배우면 수면에 도움이 됩니다(요가, 명상, 가벼운 독서 등).

11. 잠자리에 들어 20분 이내에 잠이 오지 않는다면, 잠자리에서 일어나 가벼운 독서, TV 시청 등을 하며 이완하다가 졸리면 잠자리에 드십시오. 이후 다시 잠이 오지 않으면 이런 과정을 잠들 때까지 계속 반복하십시오. 아무리 간밤에 잠을 못 잤다 하더라도 일정한 시간에 일어나도록 하고 낮잠도 자지 않도록 노력하십시오.

(출처: 대한수면학회)

8. 장애 있는 아이, 전신질환 있는 아이의 구강 관리

장애가 있는 아이

장애는 단순히 몸이 불편한 것뿐 아니라 정신적인 장애를 모두 포함합니다. 장애가 있는 아이는 더 절실하게 치과치료가 필요합니다. 장애가 있으면 선천적으로 위턱이 작거나, 아래턱이 V자 형태로 뾰족하거나, 혀가 크거나, 치아가 나오는 것이 지연되는 등 다양한 문제가 나타납니다. 또 양치질이 잘 되지 않아 구강 위생상태가 좋지 않으며, 충치 치료율이 낮고, 급한 치료 위주로만 하는 경우가 많습니다. 장애가 있는 아이는 스스로 관리하지 못하므로 엄마와 전문 의료인(치과의사, 치과위생사)의 도움이 필요하며, 치료보다는 충치가 생기지 않도록 예방해야 합니다.

💡 어떤 장애가 있는지에 따라 치료가 달라집니다

일반 치과에서 치료가 가능할 수도 있고 아닐 수도 있습니다. 감각장애에 속하는 청각장애, 시각장애가 있는 아이는 치과치료를 받는 데 크게 문제가 없습니다. 가장 좋은 방법은 의사소통을 도와줄 수 있는 엄마와 함께 내원하는 것이며, 어려울 경우 종이에 연필로 글씨를 써서 의사소통을 합니다. 수화나 구화가 가능해도 치과치료를 할 수 있습니다.

📍 영아기부터 충치를 예방해야 합니다

장애가 있는 아이는 충치를 예방하기 위해 영아기부터 정기적으로 불소도포를 하는 것이 좋습니다. 음식을 먹은 후 칫솔질과 구강 양치액을 사용하여 입안을 헹구는 습관을 들여 충치가 생기지 않도록 예방해야 합니다. 영구치가 나올 시기에 맞춰 반드시 실란트도 해주어야 합니다.

◉ 무조건 치아를 다 닦아주어서는 안 됩니다

아이 스스로 이를 닦는 것이 불가능할 때나 닦이지 않는 부위만 엄마가 닦아주어야 합니다. 무조건 입안을 다 닦아주면 평생 아이는 스스로 치아를 관리할 수 없습니다. 아이가 어느 정도 칫솔질을 할 수 있도록 도와주어야 합니다.

◉ 치료받을 수 있는 치과가 주변에 많습니다

장애가 있는 정도에 따라 일반치과에서는 치료가 불가능할 때도 있습니다. 치과는 빠른 속도로 돌아가는 기계를 이용하여 치료하기 때문에, 기계가 돌아가는 순간 아이가 움직이면 크게 다칠 수 있습니다. 반드시 장애가 있는 아이를 치료할 수 있는 시설을 갖춘 치과를 찾아 치료받기를 권합니다. 대한장애인치과학회 홈페이지에서 '장애인진료치과네트워크'에 접속하면 장애가 있는 아이가 치료받을 수 있는 치과를 검색할 수 있습니다.

전신질환이 있는 아이

처음 치과에 방문하면 인적사항을 비롯해 여러 가지 전신질환이 있는지 묻습니다. 귀찮다고 생각하는 사람들이 있겠지만, 이 질문은 아주 중요합니다. 전신질환과 치과치료는 꽤 깊은 관련이 있기 때문에, 반드시 환자의 전신 상태를 확인해야 합니다. 예를 들어 고혈압 약을 먹는 사람들 중 많은 사람이 혈액순환제인 아스피린을 함께 복용합니다. 그런데 혈액순환제 복용을 중단하지 않고 발치하면 지혈이 되지 않는 경우가 있습니다. 그래서 일반적으로 병원에서는 출혈이 예상되는 치료를 할 경우 혈액순환제를 5일~7일 정도 중단한 후 치료를 권합니다.

📍 먹고 있는 약을 의료진에게 알려주어야 합니다

아이가 복용 중인 약에 대해 치과 의료진에게 세세하게 알려주어야 합니다. 전신질환이 있는 아이는 동네 치과보다는 전신질환을 치료하고 있는 병원 내의 치과에서 치료받기를 권합니다. 치과의사와 각 과의 다른 의사들이 신속하게 협진할 수 있다는 장점이 있기 때문입니다. 하지만 급하게 아이가 통증을 호소하여 근처 치과에 내원했다면, 아이의 상태와 복용 중인 약에 대해 병원에 자세하게 알려주어야 합니다.

9. 치과 진료를 힘들어하는 아이들을 위한 **진정치료**

치과 문을 넘기도 전에 우는 아이, 대기실에서 잘 놀다가도 진료실로 들어가자고 하면 우는 아이, 진료실까지 와서는 가운 입은 의사를 보자마자 우는 아이, 입을 절대 안 벌리는 아이 등 치과치료를 힘들어하는 아이들이 많습니다. 다행히 입도 잘 벌리고 치료도 잘 받으면 일반치과에서 치료가 가능합니다. 하지만 협조가 되지 않는 아이는 소아전문 치과에서 진정치료로 편안하게 치료받기를 권합니다. 어린 시절 치과에서 울고불고 하다가 억지로 팔다리를 압박당하고 치료를 받으면, 평생 치과가 공포로 남을 수 있습니다. 성인이 되어서도 어린 시절의 트라우마 때문에 치료를 미루는 경우가 많습니다. 그러니 어린 시절에 치과에 대해 좋은 기억을 남겨주십시오.

이렇게 치료를 받으면 안 됩니다

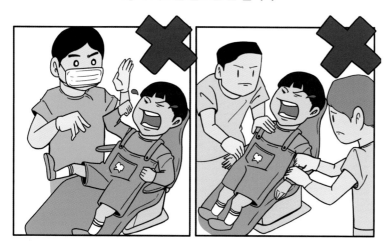

진정요법이란 아이의 행동을 조절하는 방법입니다

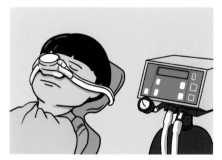

◉ 약물을 사용하여 아이를 진정시킵니다

진정치료는 전신마취가 아닙니다. 치과치료를 심하게 거부하거나 움직임이 너무 커서 치료가 불가능할 경우에 한하여 실행합니다. 치료를 위해 불가피하다고 판단될 때 약물을 사용하여 아이를 진정시키는 것이 진정치료입니다. 일반적으로 아이에게 사용되는 진정요법은 입을 통해 진정제를 먹이는 경구진정요법과 아산화질소를 흡입하는 아산화질소 흡인진정요법이 있습니다.

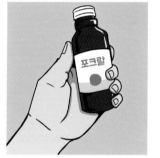

◉ 경구진정요법은 진정제를 먹이는 방법입니다

투여가 쉽고, 아이나 엄마의 거부감이 적으며, 부작용이 적습니다. 그래서 가장 오래된 방식이기도 합니다. 하지만 아이의 협조가 필요하며, 약효가 나타나는 정도나 회복 속도 등에서 개인차가 크고, 위장 상태에 따라 약효가 달라진다는 단점이 있습니다. 대표적인 약품으로는 '포크랄'이 있습니다.

◉ 아산화질소를 흡입하면 진정상태에 빠집니다

아산화질소는 색깔과 냄새가 거의 없는 기체로, 중추신경계를 억제하는 진통제이며 항불안제입니다. 폐에 빠르게 흡수되어 혈청 내 용액으로 유지되다가 신속히 배출되기 때문에 호흡계에 영향을 거의 끼치지 않습니다. 대부분 아이들은 아산화질소를 흡입할 때 꿈을 꿀 정도로 깊은 진정상태에 빠지게 되며 불안을 줄이거나 없애기 때문에 호응도가 좋은 편입니다.

◉ 아산화질소는 언제 흡입하게 되나요?

A. 아이가 불안과 공포감을 느끼는 경우, 구역질 반사가 심한 경우, 국

아산화질소 진정요법이 필요한 경우

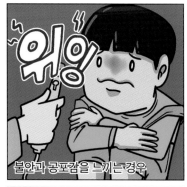
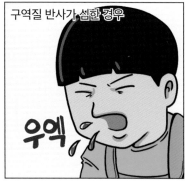
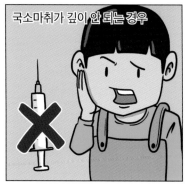
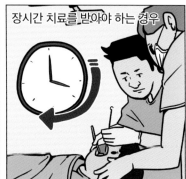

소마취가 깊이 안 되는 경우, 장시간 치료를 받아야 하는 경우에 흡입합니다. 아산화질소 진정요법의 장점은 아이의 움직임이 적어져 진료가 수월해진다는 것입니다. 구역질을 적게 하고, 통증 반응의 역치를 상승시키는 효과가 있습니다. 하지만 강도가 약하며 심리적인 면에 많이 의존한다는 단점이 있습니다. 또 아이가 코로 숨을 쉴 수 있어야 가능합니다. 감기에 걸린 상태로는 불가능합니다.

⚲ 아산화질소 진정요법은 안전한가요?

A. 2012년에 유명 영화배우 데미 무어가 아산화질소를 마시고 응급실에 실려 갔다는 기사를 기억하실 겁니다. 최근에도 진정치료를 한 후 마

취에서 깨어나지 못해 사망한 안타까운 사건이 있었습니다. 이 때문인지 많은 사람들이 아산화질소는 위험하다고 생각합니다. 하지만 치과에서 사용하는 아산화질소는 전문가에 의해 정해진 산소(70% 이상)와 아산화질소(30% 이하)의 비율로 이루어지므로 안전합니다. 제대로 시설을 갖춘 치과에서는 아산화질소만 흡입하는 것이 아니라 심박과 맥박, 혈압 등 환자의 상태를 계속 체크하는 장비도 구비하고 있습니다. 아이의 전신 상태를 확인하면서 치료가 이루어집니다. 하지만 아이마다 몸무게가 다르기 때문에 마취가 되는 정도도 다릅니다. 아산화질소 진정요법보다 한 단계 높은 마취 방법이 수면마취인데, 수면마취도 잘 되지 않는 아이가 있습니다. 그러므로 아산화질소 진정요법은 반드시 꼭 필요한 경우에만 진행해야 합니다. 또 치과의사가 진정요법에 대한 교육을 받았는지, 필요한 장비들이 있는지 꼼꼼하게 확인한 후 치료받으시기 바랍니다.

진정치료 시 주의사항

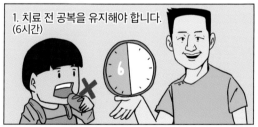
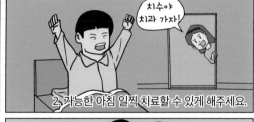

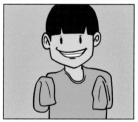
3. 헐렁한 옷을 입혀주세요.

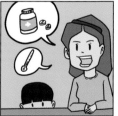
4. 복용 중인 약이 있거나 신체의 변화(열, 기침, 코막힘 등의 건강상태)가 있다면 병원에 알려주세요.

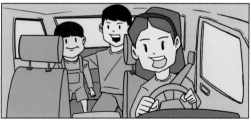
5. 치료 후 돌아가는 동안 보호자가 운전을 해야 한다면 운전자 외 다른 한 분의 보호자와 함께 와주세요. (아이의 호흡 상태를 확인해주세요.)

💡 진정상태에서는 아이가 아파하지 않나요?

A. 아산화질소는 일명 '웃음가스'라고 불립니다. 아산화질소를 흡입하면 얼굴에 근육 경련이 일어나는데, 이때 웃는 것처럼 보인다고 해서 붙여진 이름입니다. 또 머리가 멍해지고 살짝 맞은 것 같은 느낌에 손발 저림 같은 증상이 나타납니다. 아이가 이상하다고 느낄 수 있지만, 아산화질소를 흡입할 때 농도가 높아지는 과정에서 나타나는 자연스러운 증상이므로 걱정하지 않아도 됩니다. 간혹 아산화질소를 흡입하면 머리가 나빠지지 않느냐고 묻는 경우가 있는데, 그만큼 이 치료는 치과의사와 충분히 상의한 후 진행하시기 바랍니다.

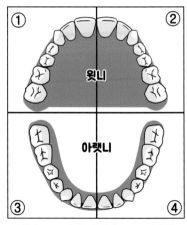

진정치료 시 한꺼번에 모든 치아를 치료하지 않습니다. 네 부분으로 나눠 한 부위씩 30~60분간 치료합니다.

💡 진정치료 시간은 어느 정도인가요?

A. 약 30~60분간 치료합니다. 보통 입안을 4등분하여 구역별로 치료하게 됩니다.

💡 신성치료를 하기 전과 후에 주의할 사항을 알려주세요.

A. 앞 쪽의 진정치료 시 주의사항과 다음의 그림을 참조해주세요.

진정치료 후 주의사항

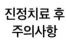

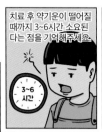

치료 후 약기운이 떨어질 때까지 3~6시간 소요된다는 점을 기억해주세요.

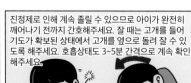

진정제로 인해 계속 졸릴 수 있으므로 아이가 완전히 깨어나기 전까지 간호해주세요. 잘 때는 고개를 들어 기도가 확보된 상태에서 고개를 옆으로 돌려 잘 수 있도록 해주세요. 호흡상태도 3~5분 간격으로 계속 확인해주세요.

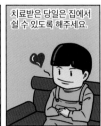

치료받은 당일은 집에서 쉴 수 있도록 해주세요.

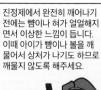

진정제에서 완전히 깨어나기 전에는 뺨이나 혀가 얼얼해지면서 이상한 느낌이 듭니다. 이때 아이가 뺨이나 볼을 깨물어서 상처가 나기도 하므로 깨물지 않도록 해주세요.

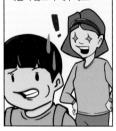

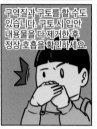

구역질과 구토를 할 수도 있습니다. 구토시 입안 내용물을 다 제거한 후 정상 호흡을 확인하세요.

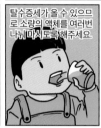

탈수증세가 올 수 있으므로 소량의 액체를 여러번 나눠 마시도록 해주세요.

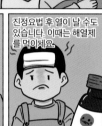

진정요법 후 열이 날 수도 있습니다. 이때는 해열제를 먹이세요.

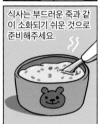

식사는 부드러운 죽과 같이 소화되기 쉬운 것으로 준비해주세요.

10. 구강병 예방 및 관리

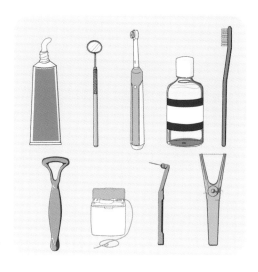

칫솔만으로는 입안을 깨끗하게 할 수 없습니다. 충치로 인한 통증으로 치과를 내원했을 때 치과의사나 치과위생사로부터 "칫솔질이 잘 안 되시네요"라는 말을 들으면 대부분의 환자들은 "네? 저 이 잘 닦는데요?"라고 대답합니다. 문제는 겉으로 보이는 치아의 면만 닦는다는 것입니다. 치아의 사이사이나 제일 안쪽 치아의 뒷면이 닦이지 않아 썩은 경우도 많은데 말입니다. 아이를 키우는 엄마가 장비 탓을 한다고 하죠? 바로 입안을 깨끗하게 하는데도 많은 구강위생용품이라는 장비가 필요합니다.

치아와 치아 사이를 닦는 치실과 치간칫솔, 잇몸마사지와 잇몸 사이의 세정을 위한 워터픽, 혀를 닦는 혀클리너, 치아의 뒷부분과 잇몸이 내려가 공간이 큰 곳을 닦는 첨단칫솔 등 입안을 깨끗하게 하기 위한 다양한 구강위생용품을 이용하여 건강한 구강을 만들어봅시다.

치과에서 권장하는 칫솔의 선택

⦿ 2~3개 치아를 가릴 정도의 칫솔모를 선택해 주세요

시중에 판매되고 있는 대부분의 칫솔은 칫솔모의 사이즈가 굉장히 큽니다. 치열이 아치형으로 되어 있기 때문에 구강 내의 치아는 직선이 아닌 곡선으로 되어 있습니다. 이때 칫솔이 잘 닦을 수 있는 치아의 개수는 2~3개 정도입니다. 그러므로 칫솔을 선택할 때는 칫솔모의 사이즈가 집게손가락 첫 번째 마디 길이(보통 3cm)와 같거나 이보다 작은 사이즈로 선택하는 것이 좋습니다. 치아를 잘 닦지 못할수록 작은 칫솔모의 칫솔을 선택하여 치아 하나하나 닦는다는 생각으로 정성스레 닦아주시기 바랍니다. 참고로 손잡이는 직선형인 것이 좋습니다.

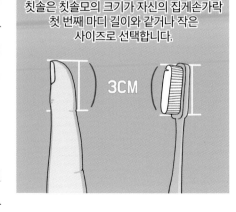

칫솔은 칫솔모의 크기가 자신의 집게손가락 첫 번째 마디 길이와 같거나 작은 사이즈로 선택합니다.

3CM

📍 대상과 연령에 따라 다른 칫솔을 선택합니다

아래 그림과 같이 대상과 연령에 따라 다른 칫솔을 선택하여 사용합니다. 일반 성인은 3~4열의 일반 칫솔모를 선택하고, 어린이는 성인보다 칫솔 헤드의 모양이 둥글고 칫솔모가 짧은 칫솔을 선택합니다. 여성과 청소년은 성인용보다 헤드 사이즈가 작은 칫솔을 선택합니다. 노약자는 손에 힘이 부족하기 때문에 헤드 사이즈가 큰 칫솔을 선택하여 단시간 내에 칫솔질을 할 수 있도록 해야 합니다. 칫솔모 또한 대부분 얇고 부드러운 칫솔을 선호하는 경향이 있습니다. 하지만 칫솔모 역시 다양하며 치아와 잇몸, 그리고 먹는 음식 능의 기호에 따라 다른 칫솔을 선택하여 사용해야 합니다. 일반적으로 권장하는 칫솔모는 일반모입니다. 치아와 잇몸이 건강한 성인에게 권

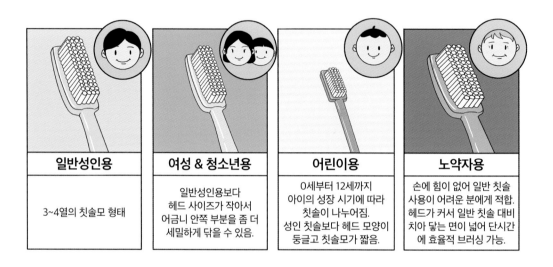

일반성인용	여성 & 청소년용	어린이용	노약자용
3~4열의 칫솔모 형태	일반성인용보다 헤드 사이즈가 작아서 어금니 안쪽 부분을 좀 더 세밀하게 닦을 수 있음.	0세부터 12세까지 아이의 성장 시기에 따라 칫솔이 나누어짐. 성인 칫솔보다 헤드 모양이 둥글고 칫솔모가 짧음.	손에 힘이 없어 일반 칫솔 사용이 어려운 분에게 적합. 헤드가 커서 일반 칫솔 대비 치아 닿는 면이 넓어 단시간 에 효율적 브러싱 가능.

장합니다. 하지만 잇몸이 좋지 않은 경우, 즉 관리가 필요한 경우는 슬림모를 선택하며, 잇몸에 염증 등의 질환이 있는 경우에는 미세모를 선택하여 칫솔질을 합니다. 칫솔의 선택이 어려운 경우 치과의료진과 상의하시기 바랍니다.

혀를 닦음으로써 입냄새를 예방할 수 있습니다

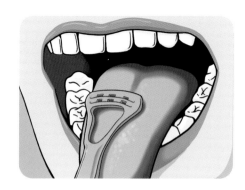

혀는 평편한 면이 아니라 많은 돌기로 인해 울퉁불퉁한 구조인 '미뢰'가 존재합니다. 이 미뢰 사이로 음식물 찌꺼기, 죽은 세포, 박테리아가 서식하기 좋은 환경을 만들어줍니다. 이러한 음식물 찌꺼기나 세균을 제거해주지 않으면 혀에 백태(설태)라고 하는 하얀 찌꺼기가 쌓이게 되며, 백태(설태)는 입냄새의 원인이 됩니다.

♀ 혀는 4회 이상 충분히 닦아주세요

치아를 닦은 후 마무리로 혀클리너나 칫솔을 사용하여 혀를 닦아줍니다. 칫솔로 닦을 경우 혀를 최대한 내민 후 칫솔을 가로로 위치시켜 안쪽에서 바깥쪽으로 4회 이상 닦아줍니다. 혀클리너도 같은 방법으로 닦아줍니다. 한 곳만 닦지 말고 전체적으로 안쪽에서 바깥쪽으로 당기면서 닦아줍니다. 하지만 칫솔로 닦을 경우 힘이 많이 들어가 혀에 있는 울퉁불퉁한 구조인 미뢰가 상할 수 있으므로 혀클리너의 사용을 권장하고 있습니다.

♀ 입냄새는 구강건강관리를 하라는 신호입니다

입냄새는 입 속 세균이 단백질을 분해하면서 생기는 휘발성 황화합물로 인해 입에서 불쾌한 냄새가 나는 증상을 말합니다. 대부분 구강 관련 질환으로부터 원인이 있고 10% 정도만이 전신건강과 관련이 있습니다. 특히 혀의 안쪽에 서식하는 세균은 입안에 음식물이 남아 있거나 죽은 세포, 코의 염증 등과 관련하여 나쁜 냄새를 풍깁니다. 특별한 질환이 없는데 나는 입냄새는 혀를 잘 닦아주는 것만으로도 예방이 가능합니다.

📍 입냄새가 나는 조건

- **입호흡을 하는 경우** 입안이 건조해지면 충치와 잇몸병이 발생하며 **충치와 잇몸병은 입냄새의 주된 원인**이 됩니다. 지속적인 흡연이나 호르몬의 변화로 인해 침의 분비량이 적어지면 입냄새가 발생하게 됩니다.
- **입안이 청결하지 못할 경우** 음식물이 입안에 남아 있으면 입냄새가 납니다. 특히 마늘이나 양파, 고기 같은 음식물은 입냄새를 더욱 강하게 만듭니다. 음식물을 섭취한 후에는 칫솔질과 함께 치실이나 치간칫솔을 이용하여 좀 더 꼼꼼히 닦아주고 혀도 잘 닦아줍니다.
- **아침 기상 후** 수면 중에는 침 분비량이 적어지고 입안의 음식물 찌꺼기가 있을 경우 부패하면서 세균이 증가하여 입냄새가 납니다. 그렇기 때문에 자기 전에는 반드시 칫솔질을 해야 합니다. 특히 혀를 잘 닦아주면 자고 일어났을 때 입냄새가 어느 정도 줄 수 있습니다.
- **전신질환이 있는 경우** 역류성 식도염과 같이 위에 문제가 있는 경우에도 입냄새가 납니다. 질환에 따라 독특한 냄새가 나는 경우도 있습니다. 당뇨가 있을 경우 입안에서 달콤한 과일의 아세톤 냄새가 납니다. 콩팥질환이 있을 경우 화장실에서 나는 암모니아 냄새가 나고, 간 질환이 있을 경우 몸속 노폐물로 인해 달걀 썩는 냄새가 납니다. 전신질환으로 입냄새가 날 경우는 반드시 내과의사와 상의해야 합니다.
- **입안에 잘 맞지 않는 틀니나 보철장치가 많을 경우** 틀니와 보철장치 틈 사이로 세균이 번식하여 입냄새가 발생하게 됩니다. 잘 닦아도 없어지기 힘들기 때문에 보철물을 다시 만들어야 합니다.
- **축농증, 편도염 등 코 질환이 있는 경우** 콧속 공간에 세균이 번식하고 농이 생기면서 입냄새가 납니다. 이럴 경우에는 코 질환의 치료를 먼저 해

입냄새가 나는 조건

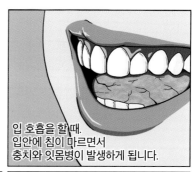

입 호흡을 할 때.
입안에 침이 마르면서
충치와 잇몸병이 발생하게 됩니다.

입안이 청결하지 않은 경우.
음식물이 입안에 남아 있는 경우.

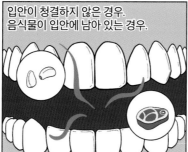

아침 기상 후. 수면 중에는 침 분비가 적고, 입안에 음식물 찌꺼기가 남아 있을 수 있습니다.

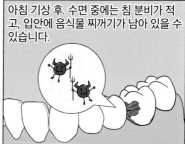

전신질환이 있는 경우. 역류성 식도염같이 위에 문제가 있는 경우.

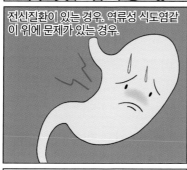

입안에 잘 맞지 않는 틀니나
보철장치가 많은 경우.

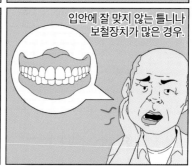

축농증, 편도염 등 코 질환이 있는 경우.

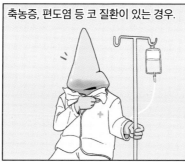

약물을 많이 복용하는 경우.

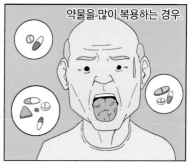

야 합니다.

• 약물을 많이 복용하는 경우 주로 노년층에서는 여러 가지 약물을 복용하는 경우가 많이 있습니다. 이럴 경우 약물의 부작용 중 하나인 입안 건조증이 일어나서 입냄새가 납니다. 약물을 중단하기가 어려울 경우에는 수시로 물을 자주 마시고 신 음식을 먹으면 도움이 됩니다.

잇몸이 내려간 경우 반드시 사용해야 하는 치간칫솔

치아를 깨끗하게 하는 방법으로 가장 중요한 건 바로 칫솔질입니다. 그런데 칫솔로 치아를 닦았을 때 치아에 붙어 있는 프라그가 58% 제거되며, 칫솔과 치간칫솔을 함께 사용할 경우 프라그의 95% 이상이 제거된다고 합니다. 칫솔로는 보이는 부분만 닦이기 때문에 치아와 치아 사이 혹은 잇몸이 내려간 부위의 잇몸 주위를 깨끗하게 닦기 위해서는 반드시 치간칫솔을 사용해야 합니다.

🔍 어느 부위에 치간칫솔을 사용하나요?

치아와 치아 사이의 틈을 메꿔 주는 잇몸을 '치간유두'라고 합니다. 그런데 이 부분은 나이가 들면서 조금씩 소실되기도 하며, 교정이나 잇몸 질환에 의해 소실되기도 합니다. 그러면 치아와 치아 사이가 벌어진 것처럼 느끼게 되는데 이때 치간칫솔을 사용합니다. 혹은 치아와 치아 사이가 불규칙한 경우에는 치실과 치간칫솔의 사용을 권장합니다. 또한 임플란트 크라운을 여러 개 이어서 한 경우 치간유두가 비교적 적기 때문에 치간칫솔 사용은 필수입니다.

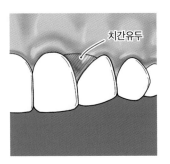

치간유두

🔍 치간칫솔은 사이즈가 다양합니다

잇몸이 내려가서 만들어진 공간인 치간유두의 크기는 사람마다, 혹은 치아마다 다릅니다. 시중에 판매되고 있는 치간칫솔의 사이즈는 3S, 2S,

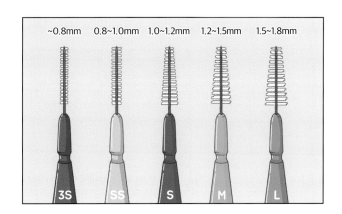

S, M, L로 다양하며, 벌어진 부분에 맞는 사이즈의 치간칫솔을 선택하여 사용하셔야 합니다. 벌어진 공간보다 큰 사이즈의 치간칫솔을 사용할 경우 잇몸에 상처를 입혀 피가 나거나 아플 수 있습니다. 반대로 작은 사이즈의 치간칫솔을 사용하게 되면 헛돌기만 할 뿐 잘 닦이지 않습니다. 하지만 자신에게 맞는 사이즈의 치간칫솔을 선택하기는 쉽지 않으므로 처음 치간칫솔을 사용할 경우 치과에 내원하여 치과의사나 치과위생사와의 상담을 통해 자신에게 맞는 사이즈를 추천받기를 권해드립니다. 참고로 치간칫솔은 치과의원이나 치과병원 혹은 약국, 대형 마트에서 구입할 수 있습니다.

♀ 교정치료 시와 임플란트 크라운 치료 후 반드시 사용해야 합니다

교정 중에는 입안에 많은 장치들이 들어가게 됩니다. 장치가 붙어 있지 않은 치아의 안쪽은 일반적인 회전법으로 닦아주면 되지만, 교정 장치가 붙어 있는 바깥쪽은 교정 장치를 위한 칫솔질 방법으로 닦아주며, 치간칫솔과 치실로 반드시 치아와 장치 주변을 깨끗하게 닦아주어야 합니다. 징치 주변이 닦이지 않으면 교정 후 장치를 제거했을 때 장치 주변으로 충치가 생겨 있는 경우도 빈번하므로 반드시 장치 주변은 치간칫솔과 치실로 깨끗이 닦아줍니다. 치실 사용방법은 64쪽 <우리 아이 구강 관리>편을 참고해주시기 바랍니다.

치간칫솔로 닦아주어야 하는 경우

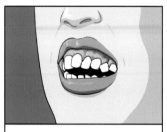

치아와 치아 사이가 불규칙한 경우

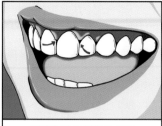

치아와 치아 사이의 잇몸
(치간유두)이 내려간 경우

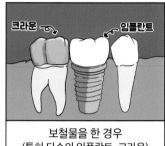

보철물을 한 경우
(특히 다수의 임플란트, 크라운)

임플란트 보철 치료 후 많은 환자분들이 불편감을 호소하는데, 잇몸 사이에 음식물이 낀다는 것입니다. 임플란트의 경우 위에서 언급한 바와 같이 치아와 치아를 둘러싸는 삼각형 모양의 치간유두가 자연치아에 비해 적은 편입니다. 그렇기 때문에 일반 치아보다 음식물이 많이 낄 수밖에 없다는 사실을 이해하시고 치간칫솔을 이용해 음식물을 빼 주셔야 합니다.

• **치간칫솔 사용방법**은 다음과 같습니다.

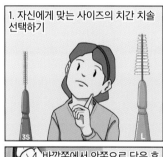

1. 자신에게 맞는 사이즈의 치간 치솔 선택하기

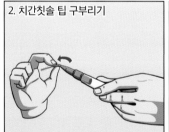

2. 치간칫솔 팁 구부리기

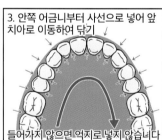

3. 안쪽 어금니부터 사선으로 넣어 앞 치아로 이동하여 닦기

들어가지 않으면 억지로 넣지 않습니다

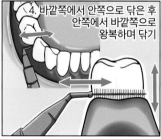

4. 바깥쪽에서 안쪽으로 닦은 후 안쪽에서 바깥쪽으로 왕복하며 닦기

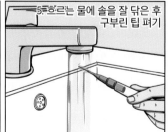

5. 흐르는 물에 솔을 잘 닦은 후 구부린 팁 펴기

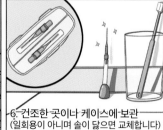

6. 건조한 곳이나 케이스에 보관
(일회용이 아니며 솔이 닳으면 교체합니다)

치아와 잇몸 사이의 틈을 청소해주는 워터픽(water pick)

치과에서 정확한 진단을 위해 치아와 잇몸 사이에 물을 뿌려 깨끗하게 하는 경우가 있습니다. 워터픽은 바로 이러한 원리를 이용하여 만들어진 제품으로 칫솔이 닿지 않는 부분을 닦아주고, 잇몸을 마사지해주는 구강위생용품입니다. 워터픽의 가장 큰 목적은 치아와 잇몸 사이의 틈을 청소하는 것입니다. 이 부위는 칫솔, 치실로는 잘 닦이지 않기 때문에 워터픽을 이용하여 높은 압력의 물을 쏴서 치태와 음식물 찌꺼기를 제거할 수 있습니다. 이러한 높은 압력의 물에 의해 잇몸을 마사지해주는 효과도 있습니다. 잘 닦인다고 하여 칫솔이나 치실, 치간칫솔 등의 구강위생용품을 사용하지 않고 워터픽만 사용해서는 안 되며 앞서 말씀드린 것처럼 구강위생용품 각각의 역할이 있으니 참고하여 사용해주시기 바랍니다.

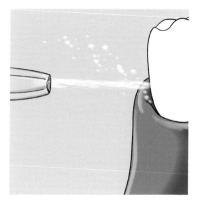

📍 워터픽 사용 방법

워터픽 사용 시에는 치아나 잇몸에서 팁을 물줄기와 잇몸의 90도 각도가 되게 조절한 후 사용합니다.

치약, 알고 사용합시다

고대 이집트인은 부석과 식초를 치약으로 사용하였고, 로마인은 소변을 치약으로 사용했다고 합니다. 이러한 재료들이 치아를 깨끗하게 하는 성분이 있는 건 맞지만 동시에 치아를 부식시키거나 닳게 하는 역할을 하기도 하여 과도한 사용은 자제시켰다고 합니다. 아주 오래전부터 치약에 다양한 성분들을 넣어 사용했다는 이야기입니다. 현재 우리가 사용하는 치약은 입안에 있는 음식물 찌꺼기를 비롯한 각종 세균을 제거하여 입안을 깨끗하게 하는 데 도움을 줍니다. 그렇기에 칫솔과 함께 치약은 칫솔질을 할 때 없어서는 안 되는 필수품이라고 생각하는 분도 계십니다. 하지만 치약에는 약효성분, 연마제, 계면활성제, 결합제, 습윤제, 항균보존제, 착색제, 보존제, 향미제 등이 포함되어 있습니다. 치아를 깨끗하게 하고, 입안을 상쾌하게 하는 좋은 성분도 있지만, 치아를 닳게 하거나 인체에 유해한 성분이 포함되어 있는 경우도 있기 때문에 치약을 선택할 때는 반드시 구성 성분을 확인한 후 선택해야 합니다.

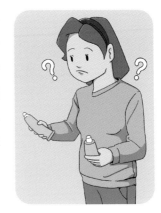

치약 안에 환경호르몬이 있다? 없다?

과거 치약 안에 환경호르몬이 있다는 기사와 함께 많은 회사의 치약이 회수된 적이 있습니다. 치약의 성분 중 연마제라는 것이 있는데 연마제로 사용되는 마이크로비드에서 환경호르몬이 검출되었기 때문입니다. 이 마이크로비드는 물에 잘 녹지 않기 때문에 치아와 잇몸 사이로 들어갔을 때 염증을 일으킬 수 있는 문제점이 있습니다. 이러한 문제점으로 인해 현재는 외국의 많은 나라에서는 마이크로비드의 사용을 금지하고 있습니다. 하지만 대다수의 국내 치약 회사에서는 마이크로비드 대신 물에 잘 녹는 실리카라는 성분을 사용하고 있습니다.

또한 치아를 깨끗하게 닦아주는 계면활성제라는 성분 안에 방부제로 쓰이는 파라벤과, 살균 및 살충 성질이 있는 트리클로산이 포함되어 있어 문제가 된 적이 있습니다. 트리클로산은 가습기 살균성분으로 한때 문제가 되었던 성분입니다.

- **파라벤** : 방부제로 사용됩니다. 유방암을 일으키는 원인으로 알려져 있습니다.
- **트리클로산** : 내분비계 장애를 일으킬 수 있다고 하여 외국에서는 판매가 금지되었습니다.

어른에게 위험한 성분은 아이에게는 더욱더 위험합니다. 치약을 선택할 때는 꼭 성분을 확인하고 구입해야 합니다.

치약의 성분

- **약효성분** : 불소화합물 등의 성분으로 충치예방과 치주질환예방, 구취제거, 오염제거 등의 효과를 높입니다. 불소는 1000ppm에서 1500ppm까지 상향조정 되었습니다.
- **연마제** : 치아에 붙어 있는 프라그 제거와 광택 효과가 있습니다. 25~60% 함유되어 있습니다. 연마제가 많이 들어 있을수록 프라그는 제거가 잘 되지만 치아의 면도 깎일 수 있어서 치아를 시리게 할 가능성도 있습니다. 반대로 연마제가 적게 들어 있는 치약은 시린이 방지 치약으로 사용됩니다.
- **계면활성제** : 묵은 때를 없애주는 역할을 합니다. 칫솔질할 때 거품이 나면서 치아가 잘 닦이는 느낌이 들게 해주는 성분으로 2% 정도 함유되어 있습니다. 치약뿐 아니라 세정력을 높이기 위해 비누와 샴푸에도 사용되는 성분입니다.
- **결합제** : 치약이 균일하고 안정된 형태로 유지하게 해줍니다.
- **방부제** : 치약의 성질이 변질되는 것을 막아주는 성분입니다.

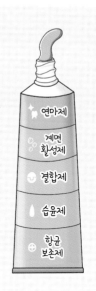

치약 없이 칫솔질이 가능합니다

칫솔질의 목적은 프라그 제거입니다. 칫솔질을 할 때 치약을 무조건 묻혀야 하는 것은 아닙니다. 올바른 칫솔질 방법을 익힌다면 치약 없이 칫솔만으로 치아를 깨끗하게 닦을 수 있다는 연구결과도 있습니다. 현재 본인이 칫솔질을 잘하고 있는지를 확인하기 위해 치과를 내원하여 치과의사와 치과위생사의 교육을 받기를 권해드립니다. 치약은 약이 아닙니다. 반드시 칫솔과 세트라고 생각하지 마십시오.

치약의 종류

대부분의 사람들은 '치약이 다 거기서 거기지'라고 생각합니다. 하지만 치약은 다양한 성분을 가지고 있고, 각기 다른 기능을 가지고 있습니다. 일반치약에 어떤 기능을 포함시킨 치약을 기능성 치약이라고 하며 본인의 구강상태에 맞추어 사용해야 합니다. 대표적인 기능성 치약의 종류로는 충치 예방, 시린이 완화, 잇몸질환 예방, 치석 예방을 위한 치약이 있습니다.

치약의 종류와 기능

잇몸질환 예방　　시린이 완화　　충치 예방　　틀니 전용　　구취 억제　　어린이용　　치석 예방

• **충치가 잘 생기는 경우 충치예방치약을 사용합니다** 불화나트륨, 일불소인산나트륨 등이 포함되어 있어 산성으로부터 치아를 강하게 해주어 충치예방에 도움을 줍니다. 치아가 시린 경우에는 노출된 상아질을 코팅하여 통증을 줄여주고, 시린 증상을 완화시켜 주는 인산삼칼슘, 침강탄산칼슘 등이 포함된 치약을 사용합니다. 잇몸이 자주 붓거나 피가 나는 경우 잇몸질환예방치약을 사용합니다. 소금, 비타민, 알란토인 등이 포함되어 있습니다. 지혈에 효과가 있고, 염증 예방에 도움을 줍니다. 프라그 혹은 치석이 잘 생기는 경우 세마력을 강하게 하는 성분인 이산화규소, 침강탄산칼슘 등이 들어 있는 치약을 사용합니다. 입에서 냄새가 나서 타인과의 대화가 신경쓰이는 경우는 플라보노이드가 함유된 치약을 선택하시면 됩니다. 치아가 노란색을 띠어 미백효과를 얻고자 할 때는 이산화규소, 침강탄산칼슘 등이 포함된 치약을 사용합니다. 어린이용 치약에는 불소가 함유되어 충치를 예방하는 데 도움을 줍니다.

구강청결제는 칫솔질을 대신할 수 없습니다

식사 후 칫솔질을 할 수 없는 상황에서 구강청결제를 이용하는 분들이 많습니다. 입냄새를 제거하거나 입안을 상쾌하게 하고 싶기 때문입니다. 하지만 구강청결제로는 치아에 달라붙어 있는 프라그가 떨어지지 않습니다. 구강청결제로 가글을 하면 입안에 남아 있는 음식물 덩어리

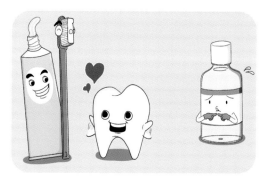

와 칫솔질로 해결되지 않는 유해세균이 제거됩니다. 가급적 식사 후에는 칫솔질을 권장합니다. 칫솔질과 더불어 구강청결제의 사용은 입안의 유해균을 제거하여 구강건강을 증진시킬 수 있습니다.

구강청결제로는 프라그가 제거되지 않습니다

프라그는 칫솔질과 다양한 치실, 치간칫솔 등의 구강위생용품에 의해서만 제거됩니다. 하지만 입안에는 많은 유해균이 있기 때문에 구강청결제를 사용하여 유해균을 제거해줄 필요가 있습니다. 특히 잇몸이 좋지 않은 경우 구강청결제를 사용하면 잇몸병 예방에 효과가 있다는 연구결과도 있습니다.

구강청결제는 하루 한 번만 사용하세요

입안에는 530종이 넘는 세균이 있습니다. 그 중에는 입안에 유익한 세균도 있고 그렇지 않은 세균도 있습니다. 구강청결제를 사용하게 되면 입안의 유해세균과 함께 정상세균과 유익균까지 함께 제거되게 됩니다. 구강청결제를 자주 사용하면 입안의 세균이 제거되어 면역균형이 무너지고 그로 인해 구강건조증이 생기게 됩니다. 또한 구강건조증이 있는 경우 잇몸의 염증이나 궤양 등 통증을 동반한 질환으로 이어집니다. 그렇기 때문에 구강청결제의 빈번한 사용은 권장하지 않습니다.

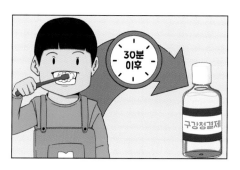

구강청결제는 칫솔질 후 30분 이후에 사용하세요

구강청결제는 칫솔질 후 바로 사용하는 것이 아닙니다. 우리가 흔히 사용하는 구강청결제에는 염화세틸피리디늄이라는 성분이 있습니다. 이 성분이 치약의 합성계면활성제와 만나면 치아를 누렇게 착색시키게 됩니다. 칫솔질 후 30분 이후에 구강청결제를 사용하면 치아가 누렇게 되지 않습니다. 하지만 가장 좋은 방법은 합성계면활성제가 들어 있지 않은 치약을 쓰는 것입니다.

♀ 구강청결제 사용 후 바로 입을 헹구지 말아주세요

일반적으로 구강청결제 사용 후 바로 입을 헹구면 구강청결제의 성분이 희석되어 유해균을 제거하는 효과가 떨어지게 됩니다. 하지만 제품에 따라 사용방법이 다를 수 있으니 제품의 사용방법에 따라 주시기 바랍니다.

잇몸관리는 전문가에게 맡겨주세요

치아가 아파서 음식을 못 씹는 경우는 아픈 치아만 치료하면 됩니다. 하지만 치아가 아닌 잇몸이 아픈 경우는 한 번에 치료가 끝나지 않습니다. 가장 기본적인 잇몸관리는 스케일링을 통해 프라그와 잇몸 주변의 치석을 제거하는 것입니다. 하지만 치석이 잇몸 안으로 깊이 위치한 경우는 마취를 하고 잇몸 안쪽으로 기구를 넣어 치석과 염증조직을 제거해야 합니다. 하지만 이러한 치료는 치과의사가 해주어야 합니다. 본인 스스로 관리가 되지 않으면 잇몸 질환은 반복될 수밖에 없습니다. 가장 기본적인 잇몸관리 방법은 3~6개월 간격으로 치과를 내원하여 치아와 잇몸의 상태를 확인하는 것입니다. 하지만 본인 스스로 관리가 되지 않는다면 치과의사와 치과위생사에 의해 진행되는 잇몸관리 프로그램이 운영되는 치과도 있으니 가까운 치과에 문의해주시기 바랍니다.

♀ 본인의 잇몸 상태를 확인해주세요

치은염과 치주염 파트(124쪽)에서 다루었듯이 치은염이 지속되면 치주염이 됩니다. 다음 그림에서 보이는 것처럼 치은염은 잇몸에서 건강한 뼈까지의 깊이가 2mm 정도이며, 치주염은 4mm 이상의 깊이를 의미

치은염과 치주염 잇몸

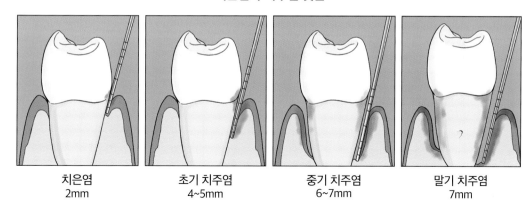

치은염	초기 치주염	중기 치주염	말기 치주염
2mm	4~5mm	6~7mm	7mm

합니다. 참고로 이러한 잇몸에서 건강한 뼈까지의 깊이를 측정하는 기구의 이름을 'probe'라고 합니다. 치주염의 경우 이미 뼈가 많이 내려가 있는 상태이기 때문에 이 시기부터는 전문가의 관리를 받는 것이 좋습니다. 간혹 치과에 내원해서 잇몸치료를 해달라는 분이 계셔서 스케일링을 권해드리면, "스케일링 말고 잇몸치료 해달라고요"라고 말씀하시는 분들이 있습니다. 가장 기본적이고 저렴하게 잇몸을 관리할 수 있는 방법은 정기적인 스케일링입니다.

💡 최근에는 스스로 닦을 수 있는 '변형바스법'을 권장합니다

바스법과 회전법이라는 칫솔질 방법을 합쳐놓은 방법을 변형바스법이

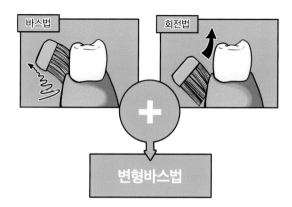

바스법

회전법

변형바스법

라고 합니다. 회전법은 잇몸에 칫솔을 대고 마사지하면서 살짝 올라오다가 치아와 잇몸이 만나는 부위에서 칫솔을 회전시켜 닦아주는 가장 일반적이고 보편적인 방법입니다. 바스법은 잇몸 질환 환자분들을 위한 칫솔질 방법으로 치아와 잇몸이 만나는 부위에 칫솔을 45도 각도로 위치한 후 진동을 주는 방법입니다. 이 진동으로 인해 잇몸 마사지 효과

변형바스법의 기본 동작

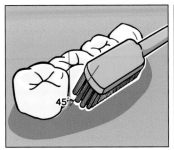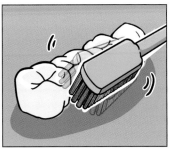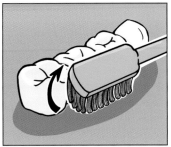

1. 치아에 칫솔모 끝을
45도 각도로 댑니다.

2. 칫솔모 끝을 치주낭 안에 넣어
앞뒤로 4~5회 진동시킵니다.

3. 치면에서는 칫솔을
회전시킵니다.

와 더불어 치아와 잇몸 사이의 염증이 제거되게 됩니다. 변형바스법은
이름 그대로 바스법의 진동과 회전법의 회전을 통해 치주질환을 예방
하고 효과적으로 치료하는 칫솔질 방법입니다.

가장 효과가 좋은 전문가 칫솔질 방법으로 '와타나베 칫솔질'이라는
이닦기 방법이 있으나 이 방법은 개인이 집에서 닦기에는 무리가 있으
므로 '변형바스법'을 권장하고 있습니다.

📍 평생주치의가 잇몸병 예방을 위해 함께합니다

잇몸이 좋지 않은 경우 우선 스케일링과 같은 기본적인 잇몸치료를 합
니다. 그 이후 올바른 칫솔질을 습관화하기 위한 교육을 실시합니다. 치
아가 닦이지 않는 부위를 확인하기 위해 치면착색제를 치아에 발라줍
니다. 프라그는 이 치면착색제에 의해 염색이 되고 환자는 칫솔질이 잘
되지 않는 부위를 확인합니다. 전문가칫솔질 방법인 와타나베 칫솔질
혹은 변형바스법으로 환자의 치아를 닦아주고 환자가 스스로 치아를
닦을 수 있는 변형바스법을 교육합니다. 칫솔질은 습관이므로 치과에
서 배운 대로 집에서 잘 닦고 있는지를 확인하기 위해 처음에는 1주 간
격으로 내원합니다. 개인에 따라 내원 주기나 횟수는 달라집니다. 칫솔
질이 잘 되고 있는지 혹은 잇몸의 상태가 어떤지를 확인하기 위해 3개

월 간격으로 치과에 내원해서 체크를 받게 됩니다. 요즘은 100세 시대라고 합니다. 치아와 잇몸이 건강해야 잘 먹고 소화도 잘 되어 건강하게살 수 있습니다. 좋은 치과 의료진은 치료보다는 예방에 힘써야 합니다.**본인과 맞는 치과 의료진을 만나 평생주치의로 생각하고 진료를 받으시길 권해드립니다.**

◉ 소 잃고 외양간 고치지 마십시오

한번 나빠진 잇몸은 원래의 상태대로 돌아가지 못합니다. 잇몸치료를하고 올바른 칫솔질 방법을 교육받아 습관화하는 이유는 지금보다 나빠지지 않게 하기 위함입니다. 어떤 분들은 '잇몸치료 하고 지금부터 치아 잘 닦으면 좋아지겠지'라고 생각하는 분들도 계시는데 이는 혼자만의 오해입니다. 100세 시대를 사는 여러분은 정기적인 검진과 스케일링, 올바른 칫솔질을 함으로써 잇몸병을 예방해야 합니다.

잠깐! 의학상식
스트레스가 치아를 망칠 수 있습니다

과도한 업무나 학업, 대인관계에서 오는 어려움 등으로 인해 현대인들은 누구나 스트레스를 경험하며 살아가고 있습니다. 이렇게 스트레스를 받게 되면 심리적으로 긴장하게되고 불안도가 높아져 자율신경계와 내분비계가 영향을 받아 아드레날린 호르몬이 분비되게 됩니다. 신경 쓸 일이 많으면 "입이 바짝 타들어간다. 입안이 마른다"라고 하죠?

이것처럼 아드레날린 호르몬은 침 분비량을 줄입니다. 구강 내 침이 적어지게 되면 세균의 활동력이 높아져서 충치와 잇몸 질환이 쉽게 생길 수 있습니다.

또한 스트레스로 이를 악물거나 잠잘 때 이갈이를 한다면 어금니끼리 붙어 있는 시간이 많아지게 됩니다. 이런 습관으로 턱근육이 무리한 긴장을 하게 되어 턱관절 질환에 시달리게 됩니다. 이런 악습관으로 인해 결국 부정교합이 생기고 이런 환경은 유해한 세균이 증식하기에 적합하기 때문에 충치가 생기고 잇몸 질환이 생기는 악순환이 계속 이어지게 됩니다.

치아교모를 막아야 건강한 치아가 유지됩니다

생활 속에서 타이어바퀴나 신발뒤축이 닳아지는 현상을 볼 수 있습니다. 우리가 매일 쓰는 치아도 닳게 되는데, 치아의 씹는 면 굴곡이 닳아 평평해 지는 것을 치아교모라고 합니다. 윗니와 아랫니가 서로 마찰을 일으키는 것이 주원인입니다. 연세 드신 분들에게 약간의 치아교모는 주름살이 생기는 것처럼 자연스러운 일입니다. 그러나 심한 치아교모는 여러 가지 부작용을 일으키므로 문제가 됩니다. 이는 질병으로 생각해야 하며, 더 나빠지기 전에 원인을 찾고 그에 맞는 치료를 해야 건강한 치아를 유지할 수 있습니다.

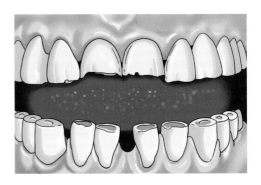

🔍 문제가 되는 치아교모의 원인을 알아봅시다

• **이갈이, 이악물기가 가장 대표적인 원인** 낮에 무의식적으로 이를 악물기도 하고 밤에 잘 때 이갈이나 이악물기를 하기도 합니다. 이때 씹기 근육의 비정상적인 발달과 치아교모가 서서히 일어나 문제가 됩니다.

• **딱딱한 음식을 즐겨 먹는 습관도 문제** 치아에 무리를 주는 딱딱한 음식도 치아교모에 영향을 줍니다. 견과류나 말린 오징어 등 딱딱한 음식을 즐겨 먹는 습관은 이갈이, 이악물기와 마찬가지로 씹기 근육의 비정상적인 발달로 치아에 미치는 힘이 강해지기 쉽습니다.

• **적절한 치과치료를 하지 않고 방치한 경우에도 치아교모가 생겨** 치아는 톱니바퀴처럼 촘촘하게 맞물려 있습니다. 심한 충치, 잇몸병, 외상 등으로 부득이하게 이를 뺀 후 그냥 두었을 경우 치아의 맞물림이 틀어지면서 균형이 깨지게 됩니다. 문제는 치아교모만 생기는 것이 아니라 씹기능력 저하, 턱관절이상 등의 부작용을 초래하게 됩니다.

치아교모의 원인

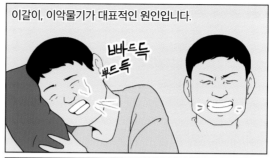

이갈이, 이악물기가 대표적인 원인입니다.

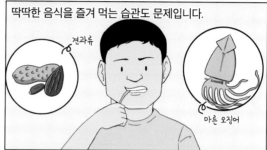

딱딱한 음식을 즐겨 먹는 습관도 문제입니다.

견과류

마른 오징어

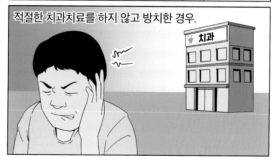

적절한 치과치료를 하지 않고 방치한 경우.

치과

📍 치아교모를 그냥 두면 어떻게 되나

- **치아가 서서히 깨지고 균열이 생깁니다** 파도에 바위가 서서히 깎이듯 치아도 꾸준히 외력에 의해 서서히 닳다가 깨지고 금이 생기게 됩니다. 금이 생기는 것을 그냥 두면 치아를 빼야 하는 일까지 생기게 됩니다.
- **신경이 노출되어 신경치료와 크라운 치료를 하게 됩니다** 교모에 의해 신경관 근처까지 치아가 닳게 되면 시큰함과 씹을 때 통증이 동반되기 쉽습니다. 이럴 경우 신경이 외부에 노출되어 염증이 생겨 신경치료와 크

라운 치료를 해야 합니다.

- **치아의 맞물림 변형으로 턱관절 장애가 생기는 경우도 있습니다** 치아는 위에서 언급한 것처럼 촘촘한 톱니바퀴처럼 되어 있습니다. 치아가 균형 있게 맞닿아 있어야 하는데 먼저 닿는 부위가 생기고 그렇지 않은 부위가 생기면서 턱에 무리가 가게 됩니다.

📍 치아교모는 어떻게 치료하나

치아교모는 그냥 두게 되면 위에서 언급한 문제들이 생기기 쉬우므로 더 나빠지지 않도록 반드시 치료해야 합니다. 치료방법은 환자의 교모 상태와 동반되는 증상에 따라 달라지므로 치과의사와 상의해서 결정하게 됩니다. 치료방법으로는 스플린트(교합안정장치), 치아교정, 치아보철, 보톡스 등이 있습니다.

치아가 건강하려면 잠을 잘 자야 합니다

잠을 자는 동안 몸은 휴식을 취하고 회복됩니다. 마치 방전된 배터리를 충전하듯 잠은 몸의 각 기관을 회복시키는 일들을 합니다. 그러나 잠을 못 이루고 숙면을 취하지 못하면 몸의 치유력이 더뎌지게 됩니다. 잠이 부족하면 잇몸병이나 구내염 등의 구강병도 잘 낫지 않게 되므로 잠을 푹 자야 합니다. 더불어 수면 시 이갈이와 이악물기는 숙면을 방해하는 수면장애의 원인이 되기도 합니다. 이처럼 숙면을 취하지 못하는 문제는 구강과도 연관이 깊으므로 수면장애가 있다면 수면다원검사 등으로 원인을 찾는 것이 좋습니다.

📍 잠을 못 자면 잇몸병이나 구내염이 잘 생기고 잘 낫지 않습니다

잠자는 시간이 적거나 잠을 푹 못 자게 되면 수면 시 나오는 호르몬이 분비되지 않아 치유능력이 떨어지게 됩니다. 잇몸병, 충치, 구내염 등의 구강병도 예외는 아닙니다. 우리가 피곤하면 잇몸이 들뜨고 피가 나는 경우가 대표적인 증상입니다.

◉ 숙면을 방해하는 구강의 나쁜 습관 이갈이와 이악물기

미국수면학회에서는 이갈이와 이악물기를 수면장애라고 정의하고 있습니다. 평소 본인도 모르는 사이에 이갈이나 이악물기가 있다면 구강에 흔적이 남게 되는데, 아래 그림과 같은 증상을 체크해 평소 이갈이, 이악물기 등 구강의 나쁜 습관이 있는지 체크해보시기 바랍니다.

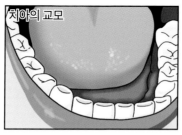

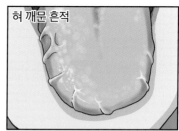

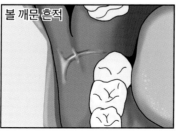

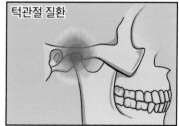

◉ 수면다원검사를 하는 것도 방법입니다

미국수면학회에서는 이갈이와 이악물기가 수면에 미치는 영향을 진단하기 위해 구강내장치, 근전도, 수면다원검사 등의 방법으로 진단하는 것을 권장하고 있습니다. 따라서 평소 낮에 심한 졸림증이나 기면증, 만성피로 등이 있다면 이갈이와 이악물기가 수면에 미치는 영향을 평가하기 위한 수면다원검사를 하는 것도 방법입니다.

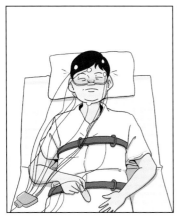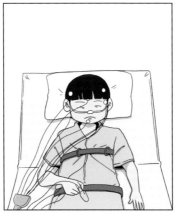

• 수면다원검사 급여화 실시

2018년 7월 1일부터 수면다원검사 건강보험 급여화가 실시되었습니다. 비용은 본인부담률 20%로 적용되어 10만 원 정도의 비용으로 수면다원검사를 실시할 수 있습니다. 건강보험 급여가 적용되는 조건은 다음과 같습니다.

1. 호흡곤란지수(RDI)가 15 이상인 경우.

2. 호흡곤란지수가 5 이상이며 동시에 불면증, 수간졸음, 인지기능감소, 기분장애, 고혈압, 빈혈성심장질환, 뇌졸중 등의 병력이 있는 경우.

3. 호흡곤란지수가 5 이상이며 동시에 수면 중 산소포화도가 85% 미만으로 떨어지는 경우.

11. 알쏭달쏭 궁금한 치과치료

치아미백에 대하여

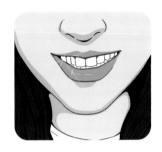

웃을 때 환하게 보이는 치아는 현대사회에서 중요한 요소입니다. 가지런하고 하얀 치아는 보기 좋을 뿐 아니라 대인관계에서도 깔끔한 이미지를 주곤 합니다. 반대로 치아가 삐뚤거나 치아색이 누렇게 보이는 것이 컴플렉스인 사람들이 많습니다. 많은 사람들이 관심 가지는 치아미백의 종류와 궁금했던 것 등에 대해 다뤄보겠습니다.

♀ 치아미백이란?

누렇게 변색된 치아를 고농도의 미백제로 하얗게 만드는 시술입니다. 치아미백을 하는 방법으로는 크게 전문가 미백과 자가 미백으로 나뉩니다. 요즘 온라인상에서는 집에서 직접 하는 셀프치아미백제가 인기를 끌고 있습니다.

♀ 치아미백은 어떤 주기로 해야 하나요?

치아미백은 영구적이지 않습니다. 따라서 하얀 치아를 유지하려면 치

잠깐! 의학상식

치과에서 시행하는 미백의 종류

1. 생활치 미백 : 흔히 알고 있는 치아미백으로 치아 겉면에 미백제를 도포하는 술식.
  - 전문가 미백 : 치과에서 고농도 미백제와 레이저를 이용해 짧은 시간에 미백하는 방법.
  - 자가 미백 : 환자 치열에 맞는 개인용 트레이를 제작해 가정에서 미백제를 담아 착용해 미백하는 방법.
2. 실활치 미백 : 신경치료한 치아에 변색이 생겼을 경우 치아 내부에 미백제를 도포하는 술식.
3. 잇몸 미백 : 잇몸색소가 과다침착으로 검은 경우 레이저 등을 이용해 핑크빛 잇몸을 만드는 술식.

아미백을 주기적으로 해야 하는데 개인마다 차이가 있습니다. 커피, 홍차, 녹차 등의 착색되기 쉬운 음료를 즐겨 먹는 경우 치아 변색이 더 쉽게 됩니다. 반면 치아미백 후 관리를 잘 하는 경우는 시술주기가 늘어나기도 합니다.

 치아미백을 하면 치아에는 부작용이 없나요?

미백 후에 일시적으로 시린 증상이 생길 수 있습니다. 시간이 흐르면 서서히 좋아질 수 있으므로 크게 걱정하지 않아도 됩니다.

 치아미백 후 주의할 점

- 미백치료 후 2주간은 치아 착색을 일으킬 수 있는 콜라, 홍차, 커피, 산성음료의 섭취를 금해야 합니다.
- 미백치료 후 차가운 것을 먹거나 마실 때 일시적으로 통증이 발생할 수 있습니다.
- 시간이 흐르면서 치아변색이 다시 생길 수 있으므로 주기적인 치아 미백이 필요할 수 있습니다.

잠깐! 의학상식

시중에 판매되는 미백제 믿고 써도 될까?

온라인상에 판매되는 제품은 안전성 문제로 3% 미만의 농도만 판매할 수 있습니다. 치과에서 시행하는 전문가 미백만큼 빠르고 큰 효과를 줄 수는 없지만 분명 치아미백의 효과는 있습니다. 그러나 많은 업체에서 판매하고 있는 만큼 안전하고 검증된 재료를 사용하고 있는지 확인해볼 필요는 있습니다.

보톡스에 대하여

예쁘고 젊어 보이려는 것은 인간이 가진 자연스러운 욕구입니다. 많은 사람들이 주름살을 펴거나 턱 근육을 적게 만들기 위해 보톡스를 맞는 경우가 많은데 요즘은 치과에서도 치료 목적으로 보톡스를 시술합니다. 보톡스는 상황에 맞게 적절히 사용하면 안전한 약물이지만 남용하거나 맞지 말아야 할 대상이 맞으면 문제가 생기므로 확인하고 맞는 것이 좋습니다.

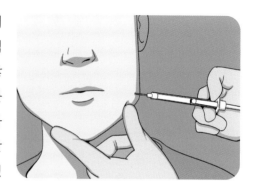

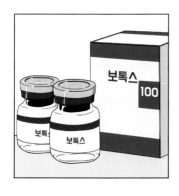

🔎 보톡스란?

보툴리눔 독소는 식중독균에서 추출한 약품입니다. 우리가 주로 부르는 '보톡스'라는 이름은 사실 미국제약회사의 제품명입니다. 보툴리눔 독소는 1970년대에 미국의 안과의사가 처음 사용하기 시작하였는데 눈의 깜박거림이나 사시의 근육을 마비시켜 치료 목적으로 사용되었습니다. 이후 주름살도 없어지는 것을 발견한 캐나다 의사가 주름살 제거 시술에 사용하게 되어 미용 목적으로도 쓰이게 되었습니다.

🔎 보톡스는 치과에서 왜 쓰이나?

주로 씹기 근육인 저작근의 활성을 떨어뜨리기 위해 사용됩니다. 단순한 미용 목적이라기보다 턱근육이 발달하게 되면 치아의 마모나 균열을 일으키고 턱관절 장애까지 생기기 쉬우므로 턱근육의 발달을 저하시켜 치아나 턱관절에 무리한 힘이 가해지는 것을 줄이기 위함입니다. 특히 이갈이와 이악물기의 치료를 위해 시술됩니다. 또, 한쪽으로 씹거나 치아의 맞물림 이상으로 한쪽 턱근육만 비대해진 경우 균형을 맞추기 위해 시술되기도 합니다.

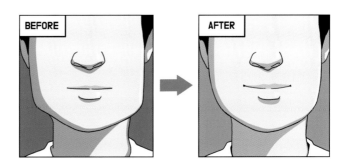

🔎 보톡스 부작용

보톡스는 시술 시 비교적 부작용이 적습니다. 그러나 부작용이 아예 없지는 않은데 시술받고 나서 멍이 생길 수 있고 메스꺼움이나 어지럼증이 생기는 때도 있습니다. 지속기간이 5~6개월 정도밖에 되지 않아 주기적으로 시술받아야 하는 단점도 있습니다. 그러나 외과적인 시술을 하지 않아도 되고 시술이 간편해 많이 각광받고 있습니다.

♀ 임신부나 모유수유 중인 수유부는 보톡스 맞지 마세요

임신부나 수유부의 보톡스 시술은 논란의 여지가 많습니다. 그러나 임신 기간에는 무엇이든 조심하는 것이 좋으므로 시술은 출산 이후에 몸이 회복되고 나서 시술받는 것을 권해드립니다. 모유수유 중인 수유부도 마찬가지로 보톡스 시술을 받고 나서 모유 속에 보툴리눔 독소가 함유되고 있는지 아직 밝혀진 바는 없지만 수유가 끝난 후 시술받는 것을 권해드립니다.

이가 없으면 잇몸 대신 임플란트로 해결!

치아가 없으면 잇몸으로 먹는다고 하지만 그건 옛말일 뿐입니다. 지금은 치아를 대신할 보철물인 브릿지나 임플란트가 있기 때문입니다. 과거에는 나이가 들어 잇몸이 좋지 않아 치아를 빼야 하는 경우가 대부분이었습니다. 하지만 최근에는 외상에 의해 치아가 빠지거나, 과하게 씹는 힘이 큰 경우 치아에 금이 가서 빼는 경우도 적지 않습니다. 이렇게 치아가 빠지게 되면 어떤 방법으로 치료를 할 수 있는지 알아둘 필요가 있습니다.

♀ 이가 빠진 자리에 왜 임플란트를 할까?

이가 빠졌을 경우 할 수 있는 치료는 임플란트, 브릿지, 틀니 이렇게 3가지 방법이 있습니다. 어떤 치료를 할 것인지 선택방법은 빠진 부위의 위치와 개수, 주변 치아상태, 뼈의 흡수 정도, 경제적인 부분 등을 고려하여 선택하면 됩니다. 임플란트와 브릿지 모두 장단점이 있기 때문에 치과에서 본인의 상태를 충분히 상담받은 후 결정하면 됩니다.

하지만 주변 치아를 가장 잘 보존하고 자연치아와 씹는 힘이 제일 비슷한 임플란트 치료를 저는 좀 더 권장합니다.

• **임플란트** 치아가 빠진 자리에 빠진 치아를 대신하여 턱뼈 안에 치아뿌리를 대신할 특수한 금속(티타늄)으로 만든 인공뿌리를 심어놓고 그 위에 인공치아를 올리는 치료입니다. 인공뿌리를 심기 위해서 수술을 해야 하지만 치아뿌리까지 만들어지기 때문에 자연치아와 거의 비슷한 기능을 할 수 있습니다. 관리만 잘한다면 자연치아처럼 수명도 깁니다. 또한 빠진 자리 외에 주변 치아는 건드리지 않기 때문에 남은 치아를 보호할 수 있습니다. 하지만 치료기간이 길며 진료기관에 따라 진료비의 차이가 많이 날 수 있습니다. 최근에는 다양한 시술방법과 재료의 발전으로 이 부분도 많이 보완되었습니다. 위턱은 치아를 뺀 지 약 6개월, 아래턱은 약 3개월 후에 임플란트 수술을 받을 수 있으며 만 65세 이상 어르신은 국민건강보험 혜택을 받을 수도 있습니다. 그러나 턱뼈가 약할 경우 뼈이식이 필요하거나 수술을 못 하는 경우가 있을 수 있습니다.

• **브릿지** 빠진 자리의 치아를 만들기 위해 주변에 있는 치아를 삭제한 후 다리처럼 연결하여 3개 이상의 크라운을 씌우는 치과치료입니다. 임플란트보다 시간이 적게 걸린다는 장점이 있지만 주변치아가 정상인데

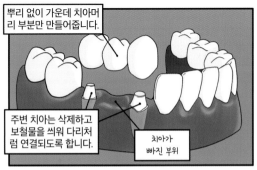

브릿지

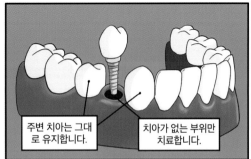

임플란트

도 깎아야 하는 단점이 있고 빠진 자리는 뿌리를 대체할 것이 없기 때문에 임플란트보다 기능이 약하고 수명도 훨씬 짧습니다. 또한 이가 빠진 자리의 뼈가 시간이 지나면서 흡수가 되기 때문에 치료를 한 부분의 심미성이 떨어지기도 합니다.

· **틀니** 치아가 많이 빠지고 흡수된 뼈를 회복시키는 수술을 할 수 없는 경우 틀니를 합니다. 틀니도 어르신은 건강보험 혜택을 받을 수 있습니다. 입안에 틀니만 치료했을 경우 말하거나 밥을 먹다가 틀니가 잘 빠지는 경우가 있습니다. 또한 틀니는 적응하는 데 시간이 많이 걸리며 잇몸이 눌려 통증이 있을 수 있는 단점이 있습니다. 그래서 틀니의 단점을 보완하기 위해 임플란트와 같이 치료를 하기도 합니다.

♀ 틀니의 불편함을 해결하기 위해서도 임플란트가 쓰입니다

치아가 많이 빠져 틀니를 사용할 경우 잇몸이 눌려 아프기도 하고 잘 빠질 수 있어 본인의 치아처럼 사용하기에는 불편한 점이 많습니다. 이럴 경우 빠진 치아 수만큼 임플란트를 심는 것이 좋은 방법일 경우가 있습니다. 하지만 어르신들은 건강보험이 적용되는 경우도 있지만 개수에 제한이 있기 때문에 많은 임플란트를 심는 것은 비용 부담이 발생하기도 합니다. 이럴 때는 임플란트의 뿌리를 2~4개 정도 심어놓고 그 위에 탈부착 가능한 틀니를 고정하는 방법을 쓸 수 있습니다. 이렇게 고정된 틀니는 그냥 잇몸 위에 낀 틀니보다 고정되는 힘이 좋아 갑자기

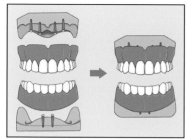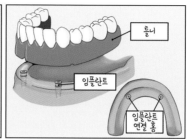

틀니임플란트

빠질 우려가 없습니다. 씹는 힘도 좋아 일반 틀니보다 훨씬 더 씹는 재미도 느낄 수 있습니다. 또한 잇몸을 누르지 않아 통증이 덜합니다.

◉ 임플란트와 뼈이식

진흙 속에 나무를 심으면 오래가지 못하고 쓰러집니다. 임플란트의 인공뿌리는 잇몸에 심어지는 것이기 때문에 뼈가 튼튼하지 못하거나 부족한 경우 임플란트가 잇몸에 제대로 유지되고 있을 수가 없습니다. 그렇기 때문에 할 수 있는 것이 뼈이식입니다. 안타깝지만 건강한 잇몸에서 충치나 외상으로 이를 뺀 경우가 아니면 대부분 임플란트 수술에는 뼈이식을 같이 하는 경우가 많습니다. 뼈이식을 할 경우 임플란트 외에 비용이 추가로 들어갑니다. 임플란트는 국민건강보험이 되는 경우가 있지만 뼈이식은 보험적용이 되질 않습니다. 또한 경우에 따라서는 치료기간도 좀 더 길어지기도 합니다. 임플란트를 성공적으로 심기 위해서 하는 술식으로는 상악동 거상술, 골유도재생술 등과 다양한 골이식술이 있습니다.

◉ 잇몸뼈 상태에 따라 수술 방법이 다릅니다

• 상악동 거상술

상악동이란 위턱뼈 속의 비어 있는 둥그런 모양의 공간을 말합니다. 이 상악동은 나이가 들면서 점점 커져 밑으로 내려오게 됩니다. 특히 위의 치아를 뺐을 경우 상악동이 내려오는 속도는 더욱 빨라집니다. 상악동

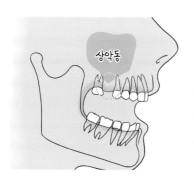

이 커지면서 치아를 싸고 있는 뼈(치조골)의 두께가 얇아져 임플란트를 심을 공간이 없어집니다. 이렇게 상악동으로 인하여 임플란트를 심을 공간이 없어졌을 때 잇몸뼈 상방에 위치한 상악동의 점막을 위로 들어올리고 그 공간에 뼈를 채워 넣어서 임플란트를 심을 수 있는 뼈의 양을 만드는 것이 상악동 거상술입니다.

상악동 거상술

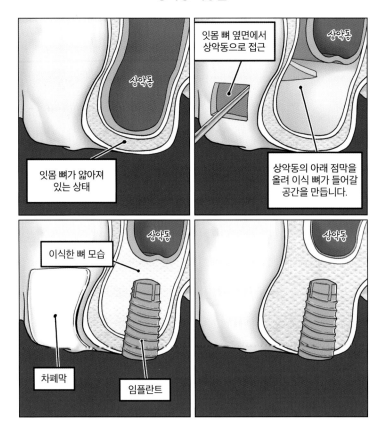

상악동

잇몸 뼈 옆면에서 상악동으로 접근

상악동

상악동

잇몸 뼈가 얇아져 있는 상태

상악동의 아래 점막을 올려 이식 뼈가 들어갈 공간을 만듭니다.

상악동

이식한 뼈 모습

상악동

차폐막

임플란트

• 골이식술

임플란트를 심고자 하는 부위에 부족한 뼈를 다시 만들어 임플란트가 심어질 때 충분한 공간을 형성할 수 있도록 하는 술식입니다. 이때 사용되는 뼈는 자신의 뼈나 합성뼈, 동물뼈 등이 사용됩니다. 이렇게 뼈를 채워넣고 뼈가 자리를 잘 잡게 하기 위해서 차폐막을 이용하거나 자신의 혈액에서 고농도 혈장과 혈소판 성분을 추출하여 함께 이식하기도 합니다.

골이식술

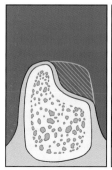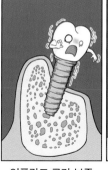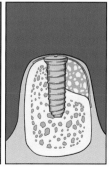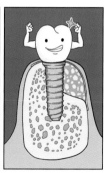

| 잇몸 뼈 손상 | 임플란트 공간 부족 | 뼈 이식술 | 임플란트 시술 |

💡 임플란트 치과 선택 방법

임플란트를 오래 사용하려면 주변치아와의 맞물림 관계를 고려해야 하기 때문에 숙련도가 높은 치과의사에게 치료받아야 합니다. 임플란트와 다른 치아와의 맞물림은 보철물의 수명과 관계가 깊기 때문입니다. 또한 임플란트 수술은 매우 정확한 수술 방법을 요구하기 때문에 치과 선택에 있어서 더욱 신중해야 합니다.

• **임플란트 비용만 보고 결정하지 마세요** 임플란트가 우리나라에 도입된 초반에 비해 현재는 비용이 굉장히 많이 저렴해졌습니다. 수입 임플란트 회사만큼 국내 회사도 질 좋은 제품을 생산할 수 있는 기술력을 갖추게 되면서 임플란트 재료와 장비가 발달하게 되었습니다. 그 결과 소비자인 환자들은 다양한 종류와 가격의 제품들을 선택할 수 있는 권리가 생기면서 비용이 초창기보다 많이 저렴해졌습니다. 비싼 임플란트는 환자의 경제적 여유를 생각해서 결정하면 됩니다. 너무 저렴한 경우는 임플란트 회사가 신뢰할 수 있는 곳인지를 확인하고 결정하는 것이 좋습니다. 수많은 임플란트 회사가 생겨나면서 추후에 A/S가 필요한 문제가 발생되었을 때 제대로 이뤄지지 못하는 경우도 있기 때문입니다.

• **임플란트 수술은 끝나도 끝난 게 아닙니다** 임플란트는 수술이 끝나고 인공치아까지 올라갔어도 그것으로 끝이 아닙니다. 정기적으로 3~6개월

마다 검진을 하고 관리를 해줘야 하기 때문에 치과가 그만큼 신뢰가 있는 곳인지 파악해야 됩니다. 또한 환자가 오랜 시간 동안 다니기 편한 곳이어야 합니다. 시술이 끝나고도 임플란트 수술 후 중요성에 대해서 강조를 하는 치과를 선택하는 것이 중요합니다.

잠깐! 의학상식

이제는 보험진료가 된 치과치료

· **임신부 의료비 본인부담금 감면** 2017년 1월 1일부터 임신 중인 경우 국민건강보험이 적용되는 진료 시 본인부담금을 병원급 20%, 의원급 10% 감면혜택 받을 수 있게 되었습니다. 임신부에게 꼭 필요한 스케일링도 건강보험진료이므로 혜택을 받을 수 있습니다. 임신 출산 시 받는 지원금과는 별개로 받을 수 있는 혜택이므로 치과에서도 임신부임을 꼭 알려주고 임신부 혜택을 받으면 됩니다.

· **스케일링** 스케일링 보험은 치료목석뿐 아니라 예방 차원에서 받는 스케일링에 대해서도 건강보험이 적용됩니다. 만 19세 이상부터 매년 1회에 한하여 국민건강보험이 적용되며 건강보험 적용주기는 2018년부터 1월 1일을 기준으로 12월 31일까지 적용됩니다.

· **임플란트** 만 65세 이상 상하악 구별 없이 1인당 평생 2개에 한해 보험 적용이 가능합니다. 진료 시 발생하는 비용의 30%만 본인이 부담합니다. 단, 뼈이식 비용은 제외되기 때문에 이 점은 주의해야 합니다. 차상위계층이나 1종, 2종 수급권자라면 본인이 부담하는 비용이 더욱 줄어들게 됩니다.

· **틀니** 틀니는 치아가 남아 있는 경우에 하는 부분틀니와 치아가 하나도 없을 때 하는 완전틀니로 구분합니다. 틀니 구조물에 금속이 들어가는 것과 금속이 없는 것으로 나뉘며 이 모든 것이 국민건강보험 혜택이 됩니다. 만 65세 이상은 본인부담금 30%로 적용됩니다. 마찬가지로 차상위계층이나 1종, 2종 수급권자는 비용이 줄어듭니다. 치과에 방문하여 '틀니 대상자등록 신청서'를 작성하여 제출하면 됩니다. 적용주기는 7년에 1회이며 구강상태가 심각하게 변화하여 새로운 틀니가 필요하다는 의학적 판단이 있는 경우는 7년 이내라도 1회에 한하여 재제작이 가능합니다.

전신질환과 치과치료

당뇨와 고혈압 같은 지병이 있는 분은 치과치료를 제대로 받을 수 있는 지 고민하게 됩니다. 특히 임플란트는 지병이나 복용 중인 약에 의해서 치료가 제약받는 경우가 있기 때문입니다. 당뇨일 경우는 수술 후 상처 가 잘 아물지 않는다거나 감염이 될 수 있습니다. 고혈압은 복용 중인 약에 의해서 수술 후 지혈이 안 되는 경우가 있습니다. 조절되지 않는 당뇨나 고혈압은 치과치료를 하는 데 위험요소인 것은 맞지만, 치과치 료가 전혀 불가능하지는 않습니다.

⦿ 고혈압 환자의 치과치료

치과에 찾아오는 어르신 대부분이 혈압약을 복용하고 있을 정도로 고 혈압은 심혈관계 질환 중 가장 흔한 질환입니다. 고혈압 환자라고 해서 모두 치과치료를 제한받는 것은 아닙니다. 혈압이 140/90mmHg 이하 이면 정상적인 치료가 가능합니다. 만약 혈압이 그 이상일 경우에는 환 자의 상태와 치료 종류에 따라 내과 전문의와 상의한 후 치료를 시행하 기도 합니다.

• **약을 복용하고 있다면 꼭 알려주세요** 고혈압 환자 중에는 아스피린이나 와파린 같은 약을 복용하고 있는 경우가 있습니다. 이런 약은 출혈을 계 속 일으킬 수 있기 때문에 치과치료 전에 꼭 의료진에게 알려주셔야 합 니다. 특히 임플란트나 발치 같은 수술을 할 경우 일시적으로 약을 먹지 말아야 합니다. 약은 최소 1주일 전부터는 복용을 중단합니다. 하지만 복용을 중단해서는 안 되는 약일 경우는 내과 전문의와 상의한 후 치료 를 결정하게 됩니다.

• **고혈압 환자의 치과치료 시 주의사항**

— 가장 낮게 혈압이 측정되는 시간대를 알아두세요 : 일반적으로 혈압 은 오전에 기상 후 3시간 이후에 가장 낮게 측정이 됩니다. 대부분은 이 시간이 치과치료를 받기에 가장 좋은 시간입니다. 하지만 환자마다 컨

디션에 따라 측정에 차이가 있을 수 있습니다. 평상시 혈압을 수시로 측정해보고 본인이 가장 낮게 혈압이 나오는 시간대를 알아두세요. 그 시간이 치과에서 치료를 받기에 가장 좋은 시간입니다.

— 스트레스를 받지 않게 주의하세요 : 스트레스를 받게 되면 혈압이 올라갑니다. 혈압이 올라간 상태에서의 치과치료는 합병증을 발생시킬 수 있기 때문에 치료를 미루는 것이 좋습니다.

복잡한 심혈관계 질환

심근경색, 협심증은 좀 더 복잡한 형태의 심혈관계 질환입니다. 심근경색과 협심증도 많은 분들이 갖고 있는 지병이지만 고혈압만 있는 경우보다 치과치료 시 좀 더 주의가 필요합니다.

• **협심증** 고혈압과 마찬가지로 치과치료 시 피가 나는 치료에 대해서는 주의가 필요합니다. 아스피린이나 항지혈제를 복용하고 있기 때문입니다. 먼저 치과의사와 치과치료를 결정하게 되면 내과전문의와 상의한 후 약물 중단 여부를 견정하고 치료를 진행하면 됩니다.

• **심근경색** 3개월 이내에 심근경색 증상이 있었을 경우 피가 날 수 있는 치과치료는 제한됩니다. 하지만 증상을 최초로 보인 지 6개월이 지났다면 항지혈제만 주의하면 치과치료가 가능합니다.

잠깐! 의학상식
혀 밑에 넣는 알약 니트로글리세린

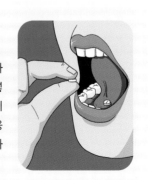

협심증과 심근경색이 있던 분은 니트로글리세린이라는 혀 밑에 넣는 알약을 치과 진료 시 갖고 다녀야 합니다. 니트로글리세린은 갑자기 흉통이 있을 때 혀 밑에 넣어 녹이면 1분 안에 혈관이 넓어져 응급상황을 넘길 수 있게 됩니다. 치과치료는 시간이 오래 걸릴 수도 있고 개인에 따라 스트레스가 있을 수 있기 때문에 갑자기 응급상황이 발생할 수 있습니다. 이때 니트로글리세린은 개인의 생명을 지켜주는 하나의 방법이 됩니다.

• **인공판막을 장착한 분** 수술 전 예방적으로 항생제를 드시고 치료를 받아야 합니다. 수술 중 발생되는 세균이 인공판막에 붙어서 문제를 일으키는 경우가 있기 때문입니다. 치과에서 사용하는 초음파와 전기기구를 사용하면 안 되기 때문에 치과에 인공판막 장착 여부를 꼭 알려주셔야 합니다.

당뇨환자의 치과치료

조절이 잘 되지 않는 당뇨환자는 염증이 잘 발생됩니다. 또한 염증이 생겼을 때 심해지는 속도가 빠릅니다. 당뇨환자가 잇몸 질환이 생겼을 때 그 정도가 심해질 수밖에 없습니다. 따라서 당뇨가 있는 분은 더욱 입안 위생관리에 신경을 써야 합니다. 당뇨가 있는 분은 건강한 사람들보다 치과치료를 했을때 염증으로 인해 실패할 확률이 높기는 하지만 치료가 불가능한 것은 아닙니다.

• **당뇨환자의 치과치료 시 주의사항**

잠깐! 의학상식

**잇몸 질환이 심하면
당뇨가 심해지기도 합니다**

잇몸 질환을 일으키는 염증으로 인해 백혈구가 활성화되어서 다른 곳에 면역염증반응이 더욱 활발하게 일어날 수 있습니다. 또, 이로 인해 인슐린의 정상적인 기능을 방해하는 등 부작용도 일어날 수 있습니다. 잇몸 질환으로 인해 당뇨환자의 혈당 수치가 악화될 수 있기 때문에 당뇨환자는 입안에 염증이 없도록 위생관리를 철저히 해야 합니다.

— 구강위생관리에 더욱 신경써주세요 : 당뇨환자가 임플란트를 했을 경우 염증이 심하게 진행되면 임플란트 뿌리 부분이 흔들려서 빠지게 됩니다. 틀니를 했을 경우에는 입안이 곰팡이균에 감염될 확률이 높습니다. 보철 치료한 후에는 평상시보다 더욱 자주 치과에서 검진을 받아야 합니다.

— 스트레스를 받지 않게 주의하세요 : 혈당 조절이 잘 안 될 경우 심하면 쇼크가 발생될 수 있습니다. 치과에 공복으로 가거나 지나친 긴장감을 갖고 방문하는 것은 위험합니다. 치과 예약을 할 때는 컨디션이 가장 좋은 시간으로 잡아서 정상적인 식사를 하고 가는 것이 좋습니다. 당뇨약은 복용해주시고 인슐린 주사를 맞는 경우 주사도 맞고 치과에 방문하시면 됩니다.

골다공증은 뼈의 강도가 약해져서 쉽게 골절이 일어나는 질환입니다. 골다공증의 치료를 위해서는 뼈를 파괴하고 칼슘이 빠져나가는 역할을 하는 파골세포의 활동을 억제해야 합니다. 이런 역할을 하는 것이 골다공증 약제입니다. 골다공증 약 성분 중 비스포스네이트 계열의 약제는 일반적인 치과치료에는 문제가 되지 않지만 임플란트나 발치 치료 시에는 주의를 해야 합니다. 약 성분이 턱뼈에 흡수되어 있다가 뼈의 유착이 필요할 때 이를 방해하기 때문입니다. 그래서 임플란트 인공뿌리가 치아주위뼈에 제대로 붙어 있지 못하고 고정에 실패하게 됩니다. 실패한 임플란트 수술 부위는 치아주위뼈에 염증이 진행되면서 턱뼈괴사로 이어질 수 있기 때문에 주의해야 합니다.

• 골다공증 환자의 치과치료 시 주의사항

— 골다공증 약을 복용하고 있다면 꼭 알려주세요 : 골다공증 약을 복용하거나 주사제를 이용하고 있다면 꼭 의료진에게 알려야 합니다. 골다공증 약의 종류와 복용 기간을 자세히 알려주면 도움이 됩니다. 특히 약을 장기간 복용할수록 치과치료에 실패할 가능성이 크므로 자세한 정보를 알려줘야 합니다. 골다공증 약을 먹는다고 치과치료를 못 받는 것은 아닙니다. 필요하다면 골다공증 약 성분을 바꾼다거나 약을 중단하고 치과치료를 받으면 됩니다.

찾아보기